18.—

7.80

Däpp/Trachsel/Wyler · Gesundgebadet

Jch besinne mich in dem Bernerischen Samstags-Advis-Blättlein gelesen zu haben/ daß jemand wünschte/ die Eigenschafften aller Bäderen in der Schweitz/ besonders aus dem Hoch-Lobl. Canton Bern/ was für Mineral jegliches Wasser mit sich führte/ die Krafft und Würckung derselben ꝛc. zu erfahren/ damit er aus dieser Sammlung eine allgemeine Beschreibung derselben zusammen ziehen und in Druck verfassen könne.

Ein jeglicher vernünftiger Mensch sihet klar/ daß diß ein sehr nützliches und heilsames Werck wäre/ zu dessen Beförderung jedermann begierig seyn/ und trachten solte nach seinem Vermögen etwas beyzutragen. Dann was ist vortrefflichers als die edle Gesundheit? Ehre/ Ansehen und Reichthum sind ohne dieselbe ja nichts als ein eiteler Welt-Dampf!

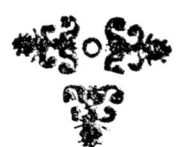

GESUNDGEBADET

EIN BERNER BÄDERBUCH
VON WALTER DÄPP
HANSUELI TRACHSEL
UND THEO WYLER
EDITION ERPF BERN

© 1982 by Edition Erpf AG · CH-3001 Bern
Gestaltung: Urs Kohli Grafiker ASG · Bern
Satz: Philipp Hümmer · Waldbüttelbrunn/
Partnersatz AG · Bern
Druck: Schaer · Thun
Einband: H. und J. Schumacher AG · Bern und
Schmitten
ISBN 3-256-00036-3
Printed in Switzerland

INHALT

Vorwort 7

»Gesundgebadet« 9

Das Gurnigel-Bad 9
Wo einst Herr Schnetzer aus Bern gleich neben Gräfin Schouvaloff aus Russland logierte 9

Die noble »Gaschtig« 9

Vom Lustquell zum Heilquell 12

Das heilsame Wässerlein 16

Tintenhaft und tantenhaft ... 23

Fr. 2.40 für Putzlappen 24

»Calais-Gurnigel retour« 26

Interniertenlager für 2000 Russen 26

»Kalberei von der Kalberweid« 30

Der steinige Boden 31

»Ja, hie isch es gstande, ds Gurnigel-Bad« 32

Das Schwefelberg-Bad 37
Wo eigener Natur-Fango und Dr. Hsu aus Taiwan mit »allergattig Bräschte« fertig werden 37

Ein Einheimischer: Der Natur-Fango 37

Das Kemmeriboden-Bad 43
Wo das Badevergnügen vornehmlich »durch den Magen« geht 43

Das Rüttihubel-Bad 49
Wo Ernst Blatter mit seinem »z'Bode gwärcheten« Körper immer noch herzlich willkommen ist 49

»Dernäbe die verrruckti Frässerei« 49

Das Rohrimoos-Bad 59
Wo man sich immer noch »hundemüde, blutarm und bleich« baden kann 59

Das Rotache-Bad 65
Wo man sich im fliessenden Bach noch heute so gesundbaden kann »wie wytume niene« 65

Es war einmal 69

Historisches 69
Von den Bädern, die »wegem Wasser bsunderbar berühmt waren« 69

Von den Römern gemieden 70

Der Wirt schafft Bottiche an... 70

Badewonne in der Badewanne 72

Der »Bedli«-Boom setzt ein 77

Verzeichnis alter Berner »Bedli« (um 1860) 78

... und heute 89

Wo man sich heute noch »gesundbaden« kann 89

Heilanzeigen Schwefelbergbad 89

Heilanzeigen Lenk i.S. 94

Anhang 96

Quellen-Angaben 96

Dank 96

«GESUNDGEBADET»...

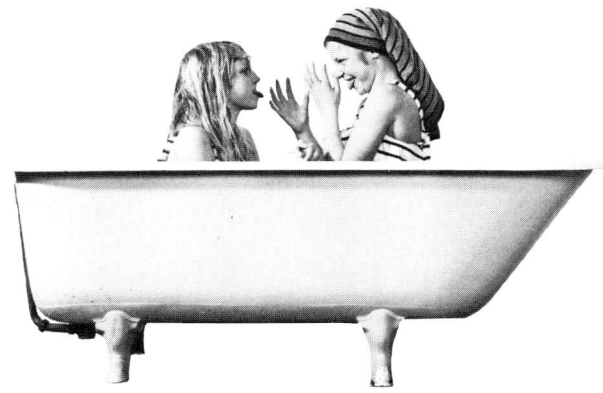

... ist kein gewöhnliches Buch über die leider längst vergangene Berner Heilbäder-Herrlichkeit. Kein Geschichtsbuch über gesundes Wasser, kein Sammelsurium von Daten und Fakten, sondern beides zusammen und noch viel mehr: Ein Geschichtsbuch, in dem die Geschichte leicht lesbare Geschichten sind, in dem Daten und Fakten durch Menschen erlebbar gemacht werden. Durch Karrer Albert Beyeler zum Beispiel, der zusammen mit seinen beiden Hengsten »Fuchs« und »Bijou« die letzten Jahre des mondänen Kurhotels Gurnigel-Bad miterlebt hat und – »potzcheib...« – einiges darüber erzählen kann. Oder durch den eher schweigsamen Dr. med. Francisco Hsu aus Taiwan, den chinesischen »Döktu« im neu herausgeputzten Schwefelberg-Bad. Oder durch Bäckermeister Christian Oberli aus Bumbach, dessen »Merängge« heute Markenzeichen sind für das berühmte Emmentaler »Frässbedli« Kemmeriboden-Bad. Oder durch den allerletzten Rüttihubel-Bad-Kurgast Ernst Blatter, der sich im eisenhaltigen Badwasser jeweils Linderung für die unerträglichen Schmerzen in seinem »z'Bode gewärcheten« Körper versprach. Oder auch durch die Verfasser selber, die sich im phosphorsäure-, kieselsäure-, kohlensäure- und schwefelsäurehaltigen Wasser des Rohrimoos-Bades mutig und voller Zuversicht gesundbadeten, sich dabei »hundemüde, blutarm und bleich« fühlten, aber zu guter Letzt doch erleichtert feststellten, dass sie dabei keinen sichtbaren Schaden genommen hatten. Sorgfältig recherchiert ist die stolze bernische »Bedli«-Vergangenheit im zweiten Teil des reich illustrierten Buches durch Theo Wyler aber doch, obschon die einzelnen Bäder-Episoden von Walter Däpp verschmitzt und amüsant geschildert werden und von Hansueli Trachsel mit leisem Augenzwinkern bebildert sind.

Bern, im Frühling 1982 *Der Verlag*

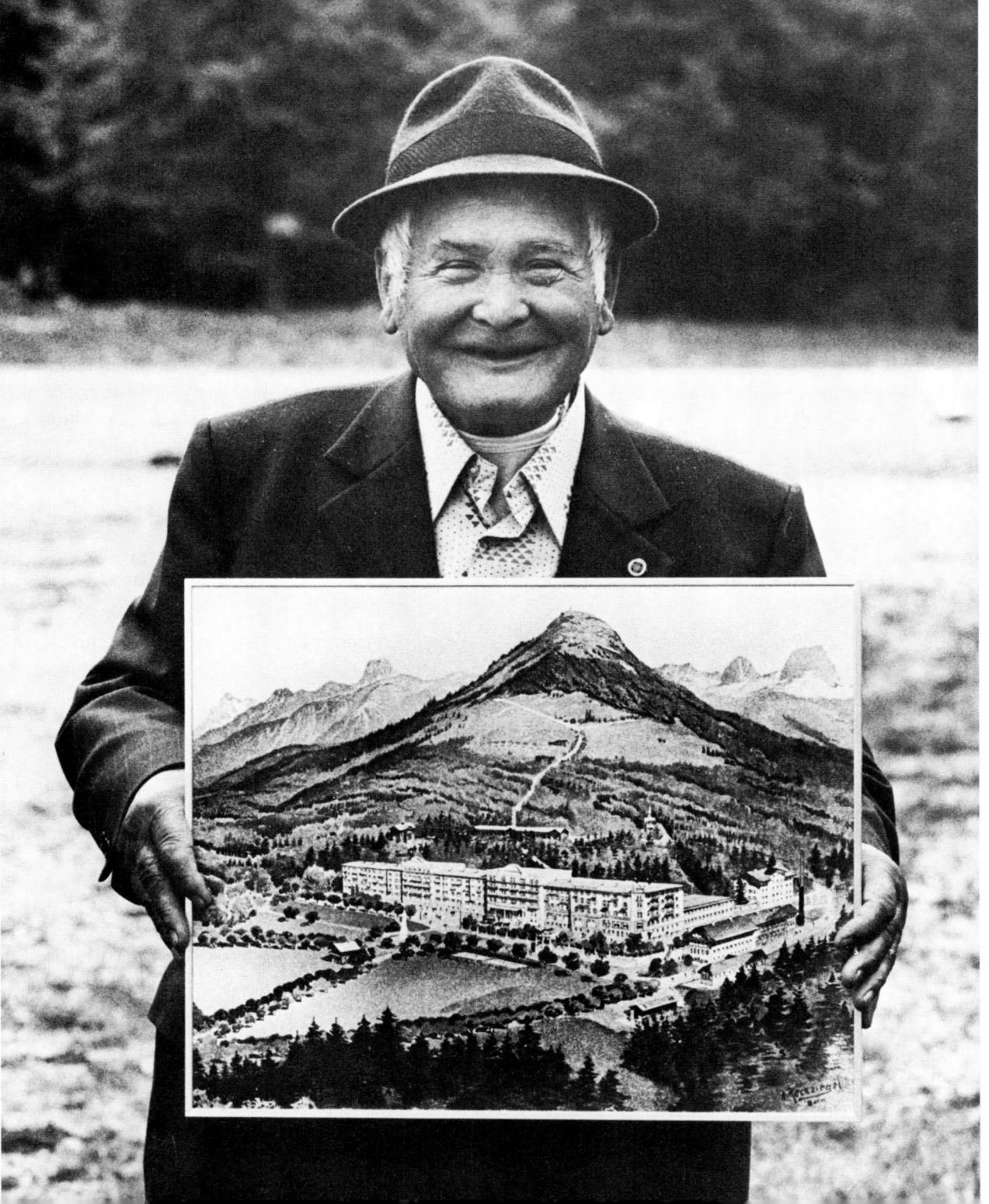

GESUNDGEBADET
DAS GURNIGEL-BAD
Wo einst Herr Schnetzer aus Bern gleich neben Gräfin Schouvaloff aus Russland logierte.

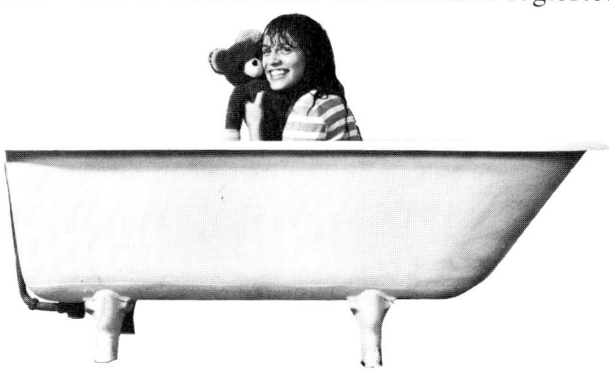

An einem trüben Sommertag – es war am 2. August 1938 – hatte Albert Beyeler Pech. »Beim Bremsen seines Tränkewagens«, heisst es im Unfallprotokoll von damals, »geriet B. mit der rechten Hand zwischen Rad und Bremsklotz. Art der Verletzung: Riss rechter kleiner Finger. Ort: Trinkhalle.« Die Trinkhalle des weit herum berühmten, »vortrefflich- und heylsamen« Kurhotels Gurnigel-Bad. Albert Beyeler, Jahrgang 1912, war damals Karrer im Gurnigel-Bad. Sieben Jahre lang, sieben Tage in der Woche, tagein tagaus. Ohne einen einzigen freien Tag »abgesehen von den Militärdiensttagen«. »Und doch«, sagt er jetzt, etliche Jahr-

»Und doch war es eine schöne Zeit, in diesem mondänen Hotel-Kasten«, sagt Albert Beyeler, ehemals Karrer im Gurnigel-Bad.

zehnte später, »war es eine schöne Zeit, oben in diesem mondänen Hotelkasten«. Und leise, kaum hörbar, weil er nach einer Hals-Operation nur mit einem Kehlkopf-Mikrofon sprechen kann, sinniert er gedankenverloren: »Potzcheib hingere, da isch de guet zu de Gescht gluegt worde.«

Die noble »Gaschtig«

Diese Gäste, für die das heilsame Quellwasser des Stockbrunnens (seit dem Jahre 1561 bekannt) und des Schwarzbrünnlis (1728) kostspieliger Gesundbrunnen war, »gehörten nicht zu den ärmsten«, wie Beyeler sich erinnert: »Im Gegenteil. Sie waren samt und sonders noble, vornehme, reiche Leute. Adlige, echte und un-

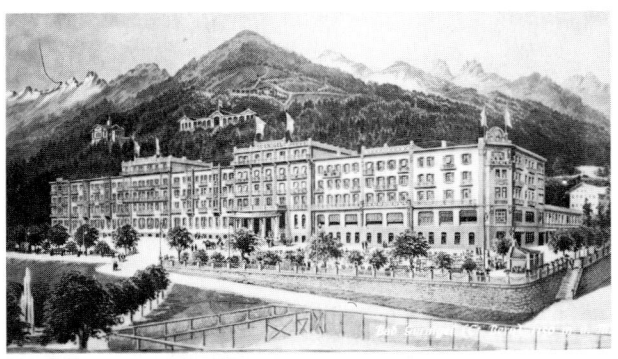

Das war einmal: Das Gurnigel-Bad, ein Riesen-Hotel »so lang, wie die Berner Spitalgasse von der Heiliggeistkirche bis zum Bärenplatz«.

echte.« Und Frau Dori Baur-Balsiger, ebenfalls Jahrgang 1912, die in den Dreissigerjahren »ohne grosse Freude« sieben Jahre lang Saaltochter im Gurnigel-Bad gewesen war, ergänzt: »Es gab arrogante Gäste und hochnäsige, schnippische, stolze, verwöhnte und anspruchsvolle. Aber es gab unter diesen feinen Leuten auch nette und freundliche. Vor allem die Engländer habe ich immer gut gemocht, weil sie trotz ihrem Reichtum – man sah auf dem glänzenden Parkett in den Gurnigelbad-Sälen bisweilen eine Unmenge von Brillanten glitzern – im grossen und ganzen auch zu uns Angestellten korrekt, spontan und natürlich waren.«

Diese Gäste, das waren – um ganz zufällig eine Seite in einem älteren Gurnigelbad-Gästebuch aufzuschlagen – Mitte Juli 1916 unter vielen andern (600 Gästebetten waren vorhanden...) in den Zimmern 112 bis 114 Comtesse Schouvaloff aus Russland mit zwei Begleitpersonen, nebenan im Zimmer 115 Herr Schnetzer aus Bern, im Zimmer 116 Fräulein Martha Jürg aus Deisswil. Zwei Stockwerke höher hatte ein gewisser Sebastian Aftalion aus Buenos Aires die beiden Zimmer 310 und 311 belegt, während gleich daneben – in den Räumen 312 bis 314 – Mr. und Mme. Kleinberg aus Brüssel mit »enfants et domest.« logierten. Im zweiten Stock nächtigten Mr. und Mme. Uhl aus Berlin (244–47), im Zimmer 207 Herr Carl Weber aus Rorschach.

Diese Gäste, das waren in viel früheren Jahren, lange bevor Albert Beyeler Karrer und Dori Baur-Balsiger Saaltochter im Gurnigel-

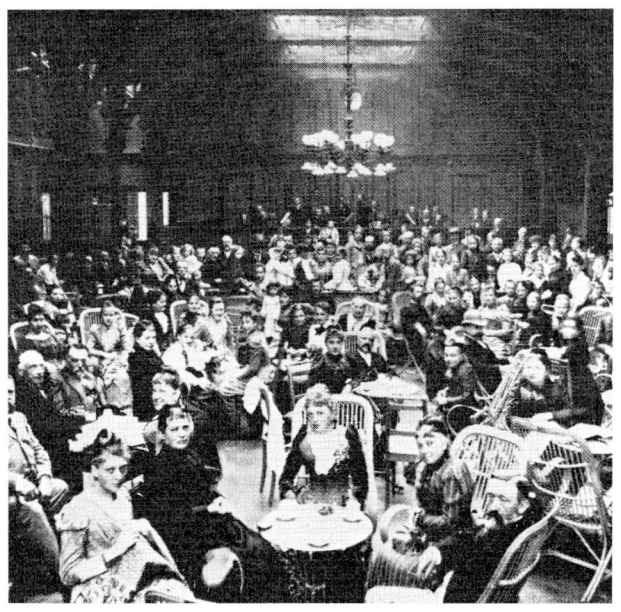

Haute volée des vorigen Jahrhunderts im Unterhaltungssaal des Gurnigel-Bades.

Wo einst Herr Schnetzer aus Bern gleich neben Gräfin Schouvaloff aus Russland logierte...

Mois-Monat — Juli 16

No. de la chambre	Arrivée Ankunft	Noms — Namen	État — Stand	Domicile — Wohnort	Personnes	Parti Abgereist	Observations
208	10.7	Dorer	Frau	Grenchen	1	✓	
259	" "	Stämpfli-Sander	Frau	Bern	1	✓	
260	" "	Walthard	Frau Prof.	"	1	✓	
261	" "	Walthard	Mr Rolf	"	1	✓	
207	11 "	Weber Herr	Carl	Rorschach	1	✓	
243 244	12 "	Uhl Mr Mme	enfants	Berlin	6	✓	
246 247	" "	avec institutrice et domest.		Santa Barbara Calif.		✓	
312	14 "	Kleinberg Mr Mme		Bruxelles	2	✓	
367	" "	enfants et domest.		" "	3	✓	
310 309 311	" "	Assalian Sebass. et dame		B. Aires	2	✓	
327	" "	Florio Francesco et dame		Lausanne	2	✓	
310	13 "	Orenson A. et dame		Berne	2	✓	
360 61	" "	Epouse Mme	Renée	Genève	4	✓	
358	" "	enfants Boilprver et bonne		" "		✓	
111	14 "	Blaser	Frau	Langnau	1	✓	
219	" "	Walthard	Mr Bernh. sohn	Bern	1	✓	
116	15 "	Schmitz	Frz. Hauptm.	Berlin	1	✓	
239 240 241	" "	Vuillemier Mme avec enfants et domest.		Lausanne " "	4	✓	
112 113 114	" "	Schouvaloff Comtesse avec dame de comp. et f. d. ch. lectrice et garde malade		Russie "	1 2	✓	
115	" "	Schmetzer	Herr	Bern	1	✓	
	16 "	Iperg	Frl. Martha	Deisswil	1	✓	
157	" "	Roth	Frau Spressprecher	Bern	1	✓	
104 204	17 "	Schober	Frau L.	Zürich	1	✓	
104 202	" "	Schober	Frl. Hedwig	"	1	✓	

Bad gewesen sind, eine ganze Reihe ganz bekannter Leute gewesen. So gehörten zum Beispiel Albrecht von Haller und Gottfried Keller zu den Gurnigel-Gästen, und kurz vor seinem Tod fand »inmitten harten Ringens und bitterer Enttäuschung«, wie in einer alten »Bund«-Ausgabe zu lesen ist, auch Heinrich Pestalozzi im Gurnigel-Bad »für einige Zeit ein ruhevolles, sonniges Eiland. Am Waldesrand sass er an manch sonnigen Tagen und träumte ins grüne Land hinaus, das so gottgesegnet, trotz schwerer Zeit im Schweizerland, zu seinen Füssen lag.« Schlechtes Wetter dagegen scheint Jeremias Gotthelf angetroffen zu haben, als ihn die Ärzte 1853 seiner Wassersucht wegen für einige Wochen zur Kur nach dem Gurnigel geschickt hatten. Er schien sich allerdings dort, wo in seinem Hauptwerk »Uli der Knecht« die Glunggenbäuerin mit ihrer hoffärtigen Tochter Elisi einen noblen Zukünftigen (für Elisi) zu angeln sich anschicken, nicht sonderlich zu amüsieren. Am 2. August 1853 schrieb er seiner Frau Henriette: »Hier sitze ich, aber nicht mit Rosen und ebensowenig mit Veilchen bekränzt, sondern mit einem Stück Langerweile am Halse . . .«. Zehn Tage später brachte er missmutig zu Papier, dass das Wasser ihn »träg und zu faul zum spazieren« mache und nach seiner Gurnigel-Badekur hielt er in einem weiteren Brief fest: »Die erste Kur, die ich machte . . . reizte mich zu keiner zweiten.« Andern erging es anders. Eine gewisse Madame Staffieri aus Genf zum Beispiel liess sich vom »zwar stinkigen, aber wider alle Gebresten des Leibes besonders heilsamen« Gurnigel-Wasser immer und immer wieder eben diese Gebresten lindern. Nur ihr Hündchen überlebte die vielen Kuraufenthalte im Gurnigel nicht und musste eines Tages im »Tscharner« unweit des Hotels, feierlichst begraben werden. Und der ehemalige Karrer Albert Beyeler erinnert sich daran, dass man Mme. Staffieris Hunde-Grab immer wieder eiligst »zwägrichte« musste, wenn sie aus Genf ihren nächsten Besuch ansagte. Eine der treuesten Gurnigel-Gäste war auch eine noble alte Dame aus Frankreich, die über fünfzigmal wiedergekehrt sei. Und wenn sie inzwischen nicht gestorben ist, so lebt sie – was eigentlich wahrscheinlich ist – noch heute, denn »das Wasser am Gurngel, das war zu vielem nutz«.

Vom Lustquell zum Heilquell

Karrer Albert Beyeler erinnert sich, dass seine beiden Hengste »Bijou« und »Fuchs« viel von diesem gesunden Gurnigel-Wasser »gesoffen haben. Verruckt viel«. Und er ist auch überzeugt davon, dass es ihnen gut getan und ihre hart beanspruchten Glieder gekräftigt habe: »Ja, es isch würklech as guets Wässerli. Ou mir hei immer öppe e Schluck dervo gnoh.« Von dieser wundersamen Heilkraft des Gurnigel-Wassers war man schon gut drei Jahrhunderte vor Albert Beyeler, »Bijou« und »Fuchs« überzeugt. 1591 wurde bei der Stockbrunnen-Quelle das erste einfache Badhäuschen errichtet, aber erste urkundliche Erwähnungen lassen darauf schliessen, dass das schweflige Wässerlein schon in früheren Jahren Mensch und Tier von verschiedensten Gebresten befreit hatte. Das körperliche und seelische Wohlbefinden, das es vermittelte, war da bisweilen aber auch von anderer Natur: Das neugebaute Bad, das da so schön abgelegen in den finstern Waldungen des »Gurnigel-

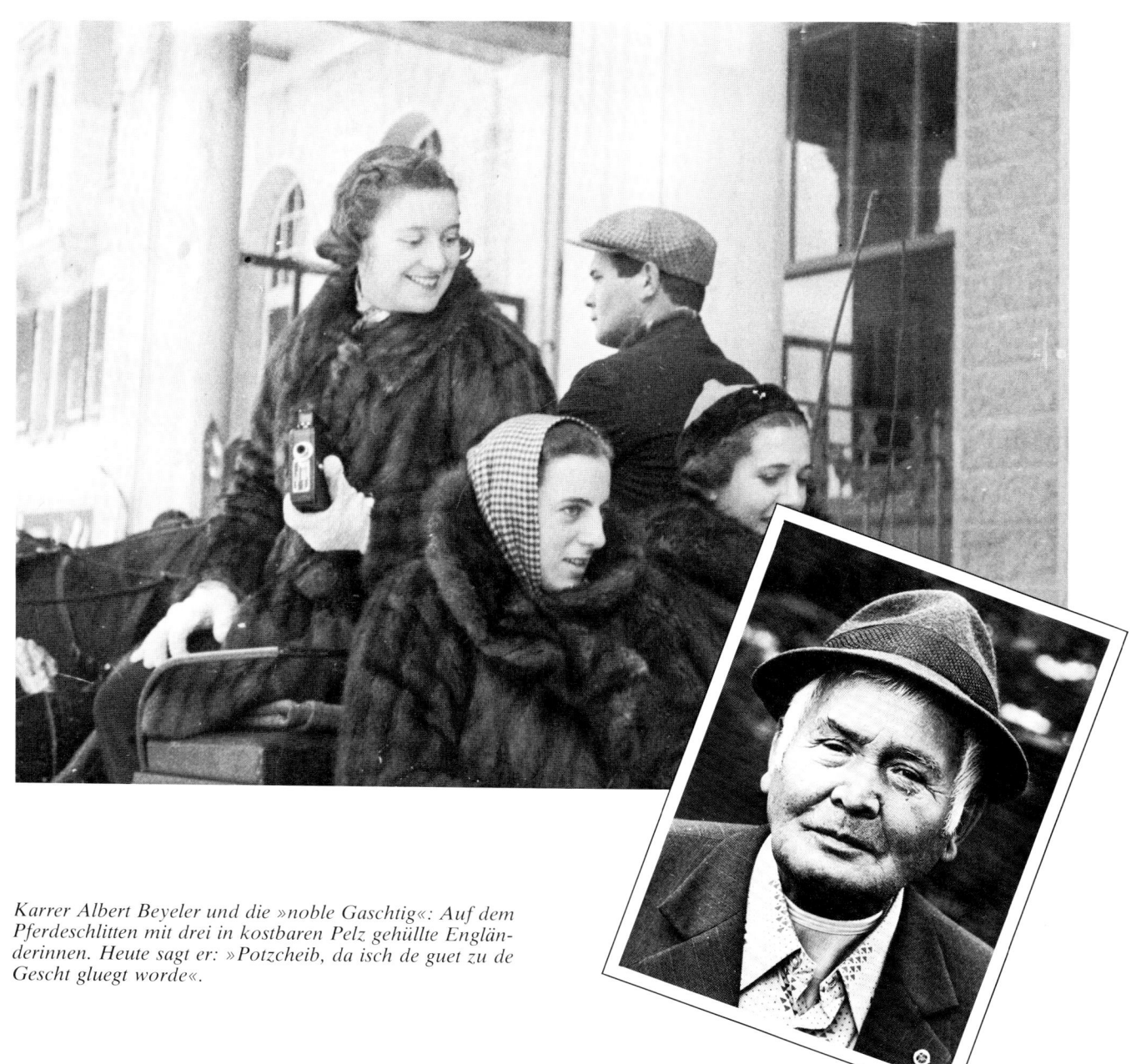

Karrer Albert Beyeler und die »noble Gaschtig«: Auf dem Pferdeschlitten mit drei in kostbaren Pelz gehüllte Engländerinnen. Heute sagt er: »Potzcheib, da isch de guet zu de Gescht gluegt worde«.

bärgs« lag, diente vor allem auch der Lustbarkeit. Erst im sittenstrengeren 17. Jahrhundert hatte das verschwiegene Treiben ein Ende, als die bernische Obrigkeit 1651 das Stockbrünneli vom Lustquell wieder zum Heilquell umfunktionieren wollte. Sie verfügte, dass das Bad »von nun an an Samstagen und Sonntagen nur noch den eigentlichen Kurgästen gewärmt werden dürfe«, und dass auf strenge Trennung der Geschlechter zu achten sei. Diese Verordnung musste in Mandaten immer wieder in Erinnerung gerufen werden.

Ein Jahrhundert später (1788) schreibt der Berner Apotheker, Botaniker und Chemiker Carl Friedrich Morell über das inzwischen viel grösser gewordene Gurnigelbad folgendermassen: »... Im linken Flügel sind ob den Baadstuben die Trinkgemächer der Bauren, wo auch getanzt wird; hinter diesen sind die Öfen, wo das Wasser gewärmt und durch Dünkel in die Baadkästen geleitet wird; noch zwanzig Schritt weiter hinten am Wald, ist das Wasserbehälter, welches zwar unter Dach, aber ein offener Kasten ist, von welchem das Wasser in die Kessel und Baadkästen läuft. Die Baadstuben deren zwey sind, eine für die Standspersonen die andere für die übrigen Baadgäste, halten ungefehr vier und zwanzig bis dreyssig Schuh ins Quadrat, in jedem gehen die zwey Dünkel (so warm und kalt Wasser führen) in der Mitte durch, über die Baadkästen weg, und söndern die Manns- und Weiberkästen von einander, deren in jeder Stuben achtzehn sind; man badet hier zu allen Stunden des Tags, doch ist angenehmer in Gesellschaft zu baaden, als sich ganz allein in einer so grossen Baadstuben zu befinden; da die Manns- und Weibspersonen hier in der gleichen Stuben baaden müssen, so ist stets eine spani-

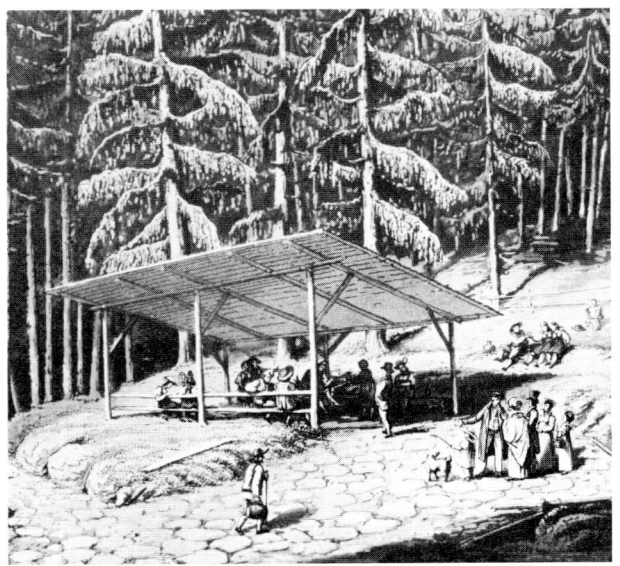

Die beiden Gurnigel-Heilquellen: Der Stockbrunnen und das Schwarzbrünnli.

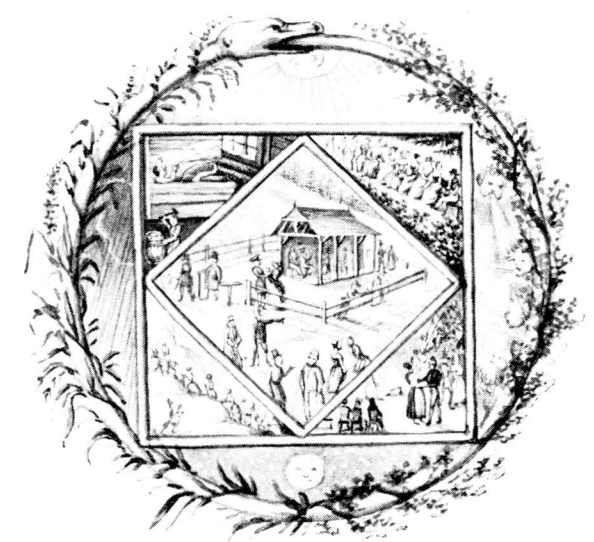

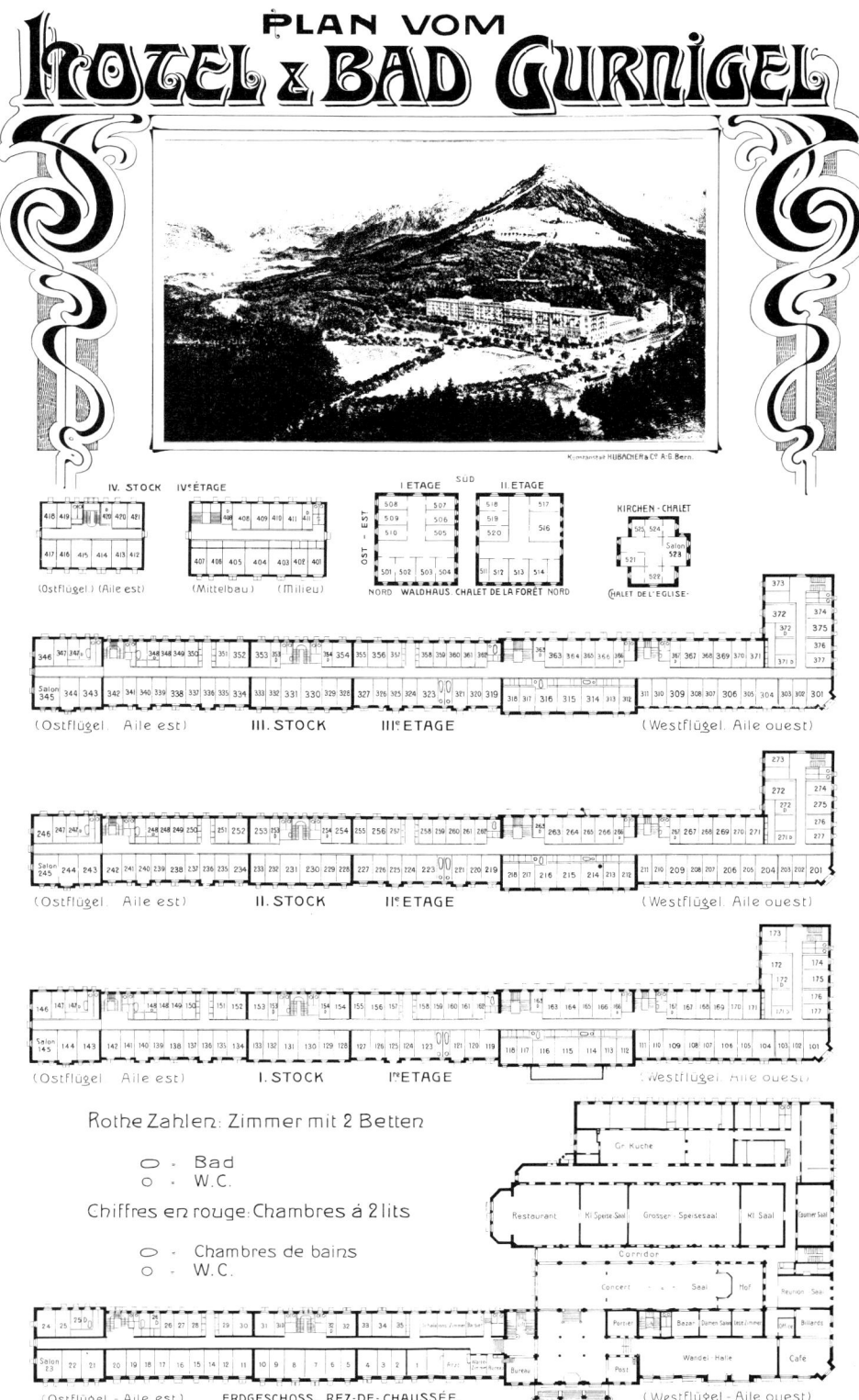

sche Wand bereit, die auf den Baadkasten derjenigen Person gestellt wird, welche aus dem Baad gehen will.«

Das heilsame Wässerlein

Die heilsame Wirkung des Gurnigel-Wassers wurde später – in der zweiten Hälfte des 19. Jahrhunderts – weitherum bekannt. Das Gurnigel-Bad avancierte zu einem der mondänsten Treffpunkte der schweizerischen und internationalen Gesellschaft, wobei es in den »theils sehr alten, theils neuen« Speisesälen »drei Tafeln von ungleichen Preisen für die verschiedenen Classen der Badegäste nach Massgabe ihres Vermögens, Standes oder Erziehung« gab. So war das exklusive Gurnigel-Bad immer ausgeprägter ein internationaler Treffpunkt der Haute volée. Walter Weber-Burri, Buchdrucker und Lokalchronist aus Thurnen, wo zu Beginn dieses Jahrhunderts die »Frauen mit ihren bunten Blumengärten auf den riesigen Hüten« stolz und erwartungsfroh aus dem Zug stiegen und von der Gurnigel-Postkutsche (und später vom Hotel-Chauffeur) abgeholt wurden: »Zu dieser Zeit war der Tourismus nur der grossgestopften Gesellschaft vorbehalten. Die andern mussten zuhause ›schinagle‹.« Aber auch die Zuhausegebliebenen, oder zumindest jene von ihnen, die es sich leisten konnten, brauchten nicht auf eine Gurnigel-Trinkkur zu verzichten: Das heilsame Wässerchen wurde auch in Flaschen abgefüllt und »bis ins Waadtland, nach Solothurn, Neuenburg und nach vielen anderen Orten« verschickt, jährlich mehrere Tausend Flaschen. Über die chemische Zusammensetzung des Gurnigelwassers wurden im Laufe der Jahrhun-

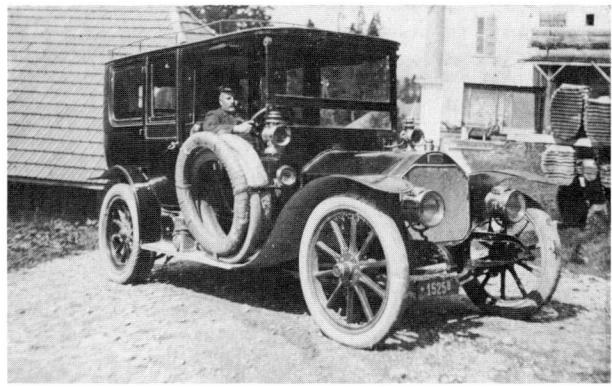

Willy Kauer: »Dieser Martini ist das erste Auto, mit dem Gäste von Thurnen oder Bern in den Gurnigel gebracht wurden. Am Steuer ist mein Vater.«

Vor der Ausfahrt mit einem der ersten Gurnigel-Busse. Es handelt sich um ein »Saurer«-Modell.

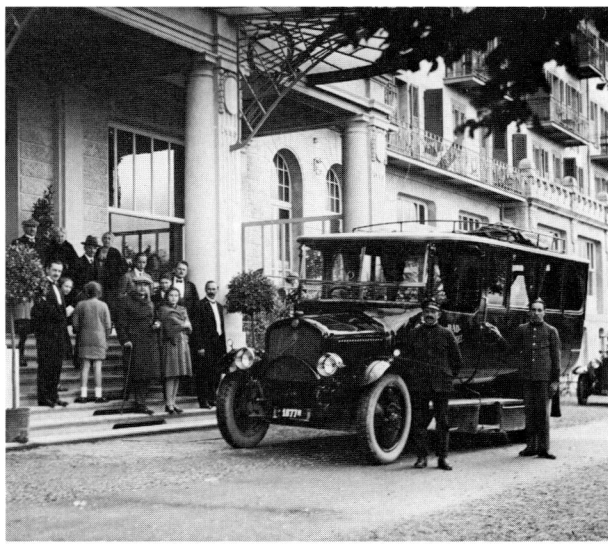

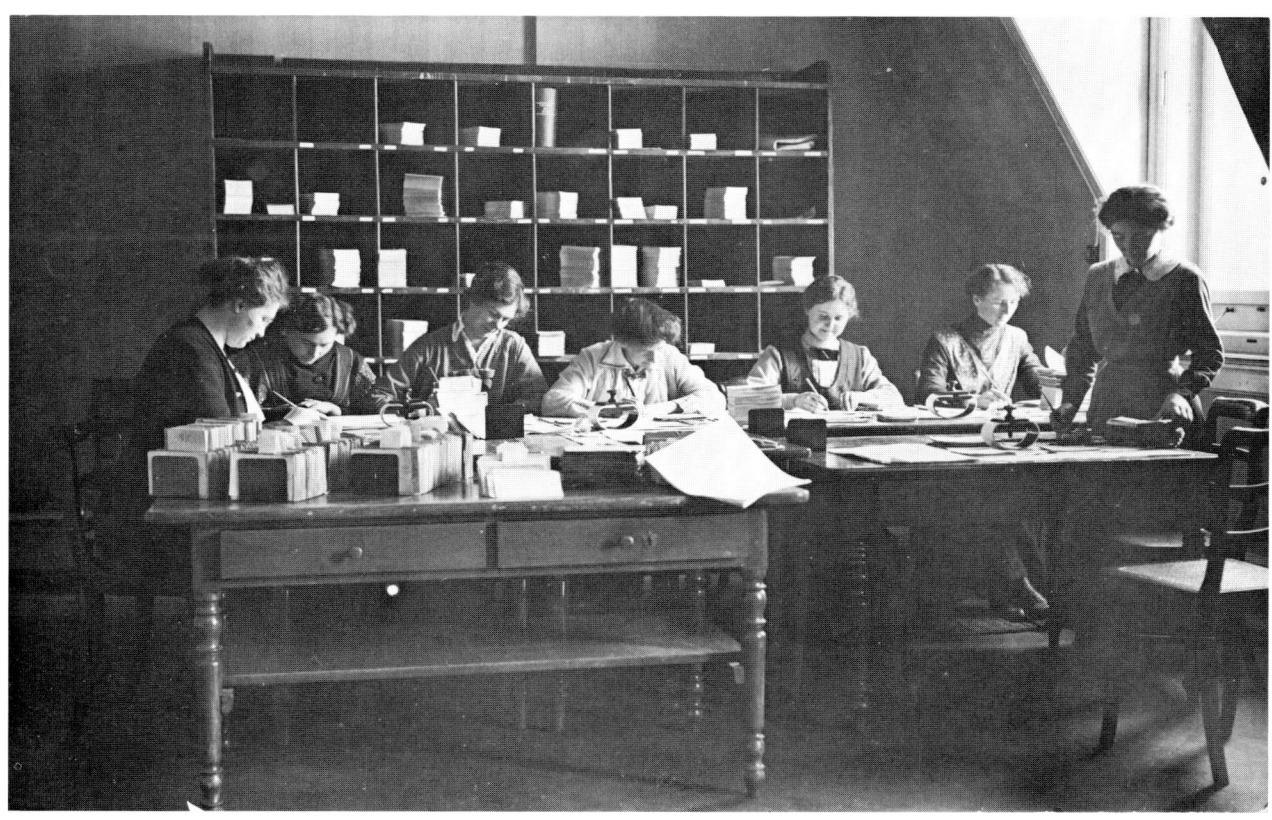

Das Gurnigel-Bad-Postbüro: Die Frau des letzten Besitzers Fritz Pulver war zu ledigen Zeiten hier angestellt.

derte mehrere Gutachten erstellt, so dass sich Direktor Krebs wissenschaftlich bestens abstützen konnte, als er in einem mehrseitigen Prospekt seine »Kuranstalt ersten Ranges« für Trinkkuren, Badekuren, Inhalationen, Physikalische Therapie, Diät-Therapie und Luftkuren empfahl: »Die beiden Schwefelquellen mit hohem Radiumgehalt und eine Eisenquelle werden mit bestem Erfolge verwendet bei Magen- und Darmkrankheiten, Erkrankungen von Nase, Rachen, Kehlkopf, Bronchien (Asthma), bei Frauenleiden, Gicht, Fettsucht, Blutarmut, zur Nachkur von Nauheim, Karlsbad, Marienbad, Kissingen, Vichy usw., Trinkkur, Bäder (Schwefel, Kohlensäure, Sole, Glühlicht), Douchen, Zerstäuber, Diätkuren (Diabetes), Heilgymnastik, Massagen, Terrainkuren. Die mächtigen Tannenwaldungen mit ihrer würzigen, ozonreichen, immer etwas Feuchtigkeit enthaltenden Luft bilden gewissermassen ein ausge-

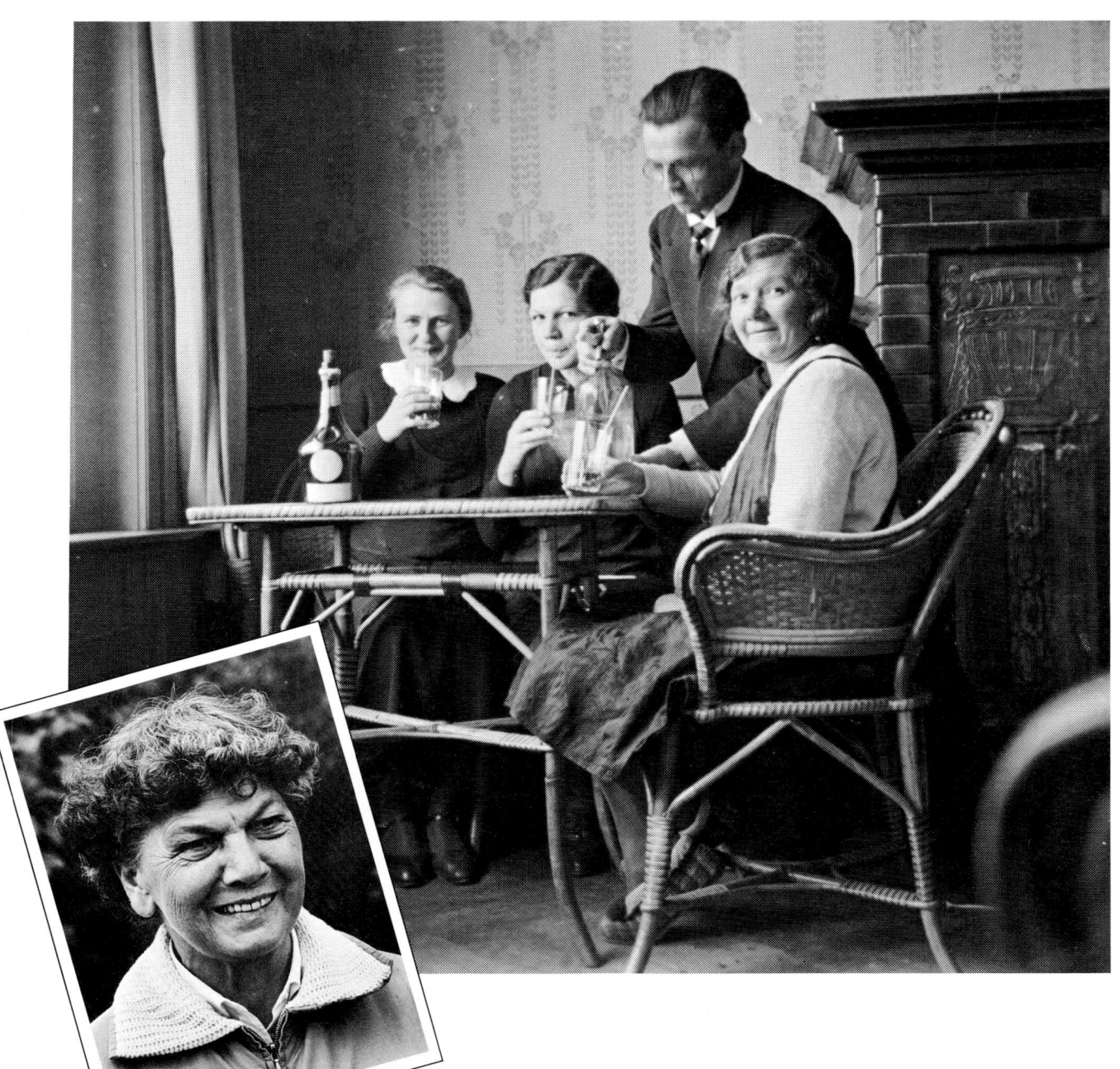

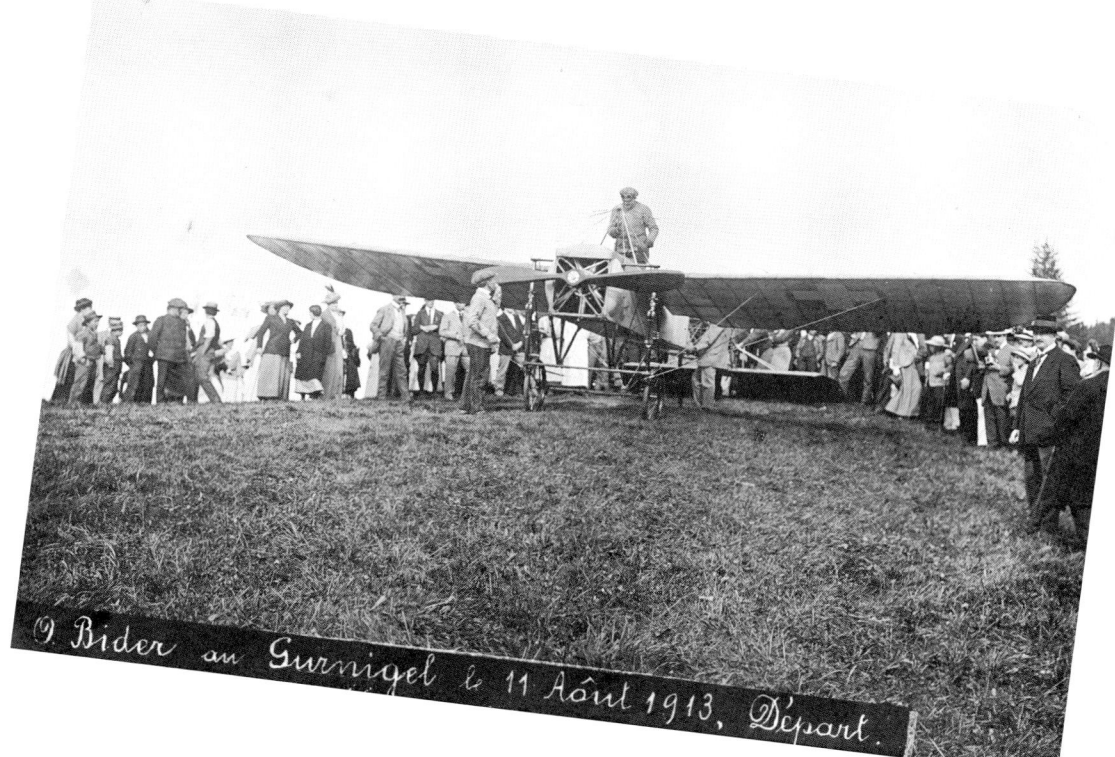

Ein historischer Augenblick: Im August 1913 stattete sogar der Flugpionier Oskar Bider dem Gurnigel einen Besuch ab.

dehntes, überaus angenehmes Inhalatorium.«

Noch blumiger liest sich der rund zwei Jahrhunderte früher herausgegebene Prospekt des damaligen Besitzers Gottfried von Graffenried, der 1741 die Schwarzbrünneliquelle dem Badhaus zuleitete und die neue Einrichtung in seiner »wahrhaften Beschreibung des berühmten vortrefflich heylsamen Gurnigel-Baads« allgemein kundtun wollte. Er pries das Wasser, das »einen subtilen Schwefel« führe, als Allerweltmittel gegen so ziemlich alle möglichen Krankheiten:

Dori Baur-Balsiger aus Thun war in den Dreissigerjahren Saaltochter im Gurnigelbad. »Ohne grosse Freude«, wie sie sagt...

... abgesehen wohl von gemütlichen Augenblicken in der Bar: Etagen-Kellner Hermann Burri (genannt »Bohnenblust«) bedient Kolleginnen. Zweite von links: Dori Baur-Balsiger.

- »Es stärcket und erwärmet den Magen/und führet aus demselben allen zähen Schleim und versessene Gallen.
- Vertreibet die Migraine und alles Hauptwehe/so von schwachen und verderbten Mägen herrühret/und bringet den verlorenen Appetit zum Essen wieder.
- Tödtet und vertreibet alle/sonderheitlich den Nestelwurm.
- Stärcket Glieder und Nerven.
- Erweichet und reiniget die Nieren/treibet allen Schleim und Grien aus/und führet aus alle Unreinigkeiten derselben/besonders den versessenen Saamen/curirt demnach das daher

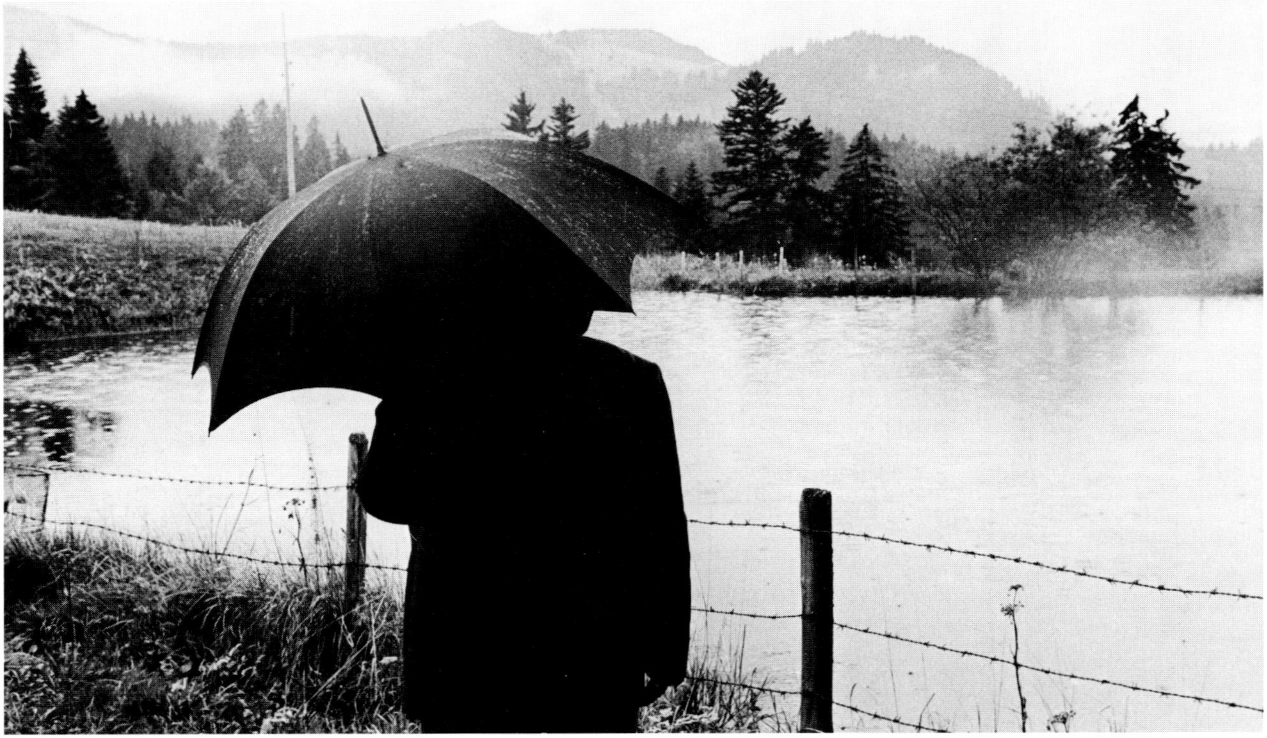

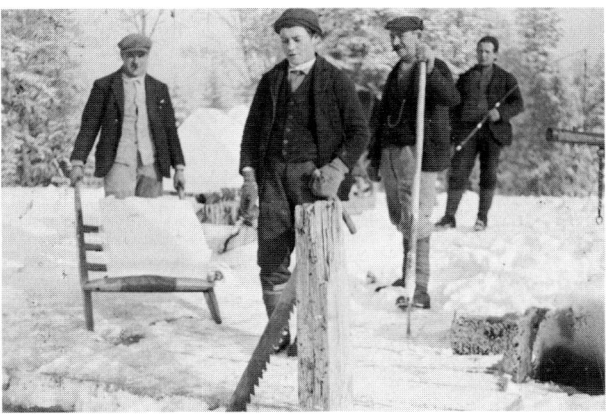

Erinnerungen werden wach...

... sagt Albert Beyeler: »Tagelang haben wir aus diesem Weiher dicke Eisblöcke herausgesägt, die wir in einem kleinen Waldhäuschen monatelang aufbewahren konnten.«

   kommende Rucken- und Kreutzwehe.
- Reiniget überall das Geblüt von dem Scorbut.
- Bringet den entkräfften Männern die Vigor wieder.
- Bringet wieder zurecht/befördert und reglirt den Weiberen ihre monatliche Zeit/und ist sehr bewährt für die Gelbsucht.
- Ist auch sehr bewährt für alle Sciatiques.
- Das Schwarzbrünnlein ist ein sehr köstliches

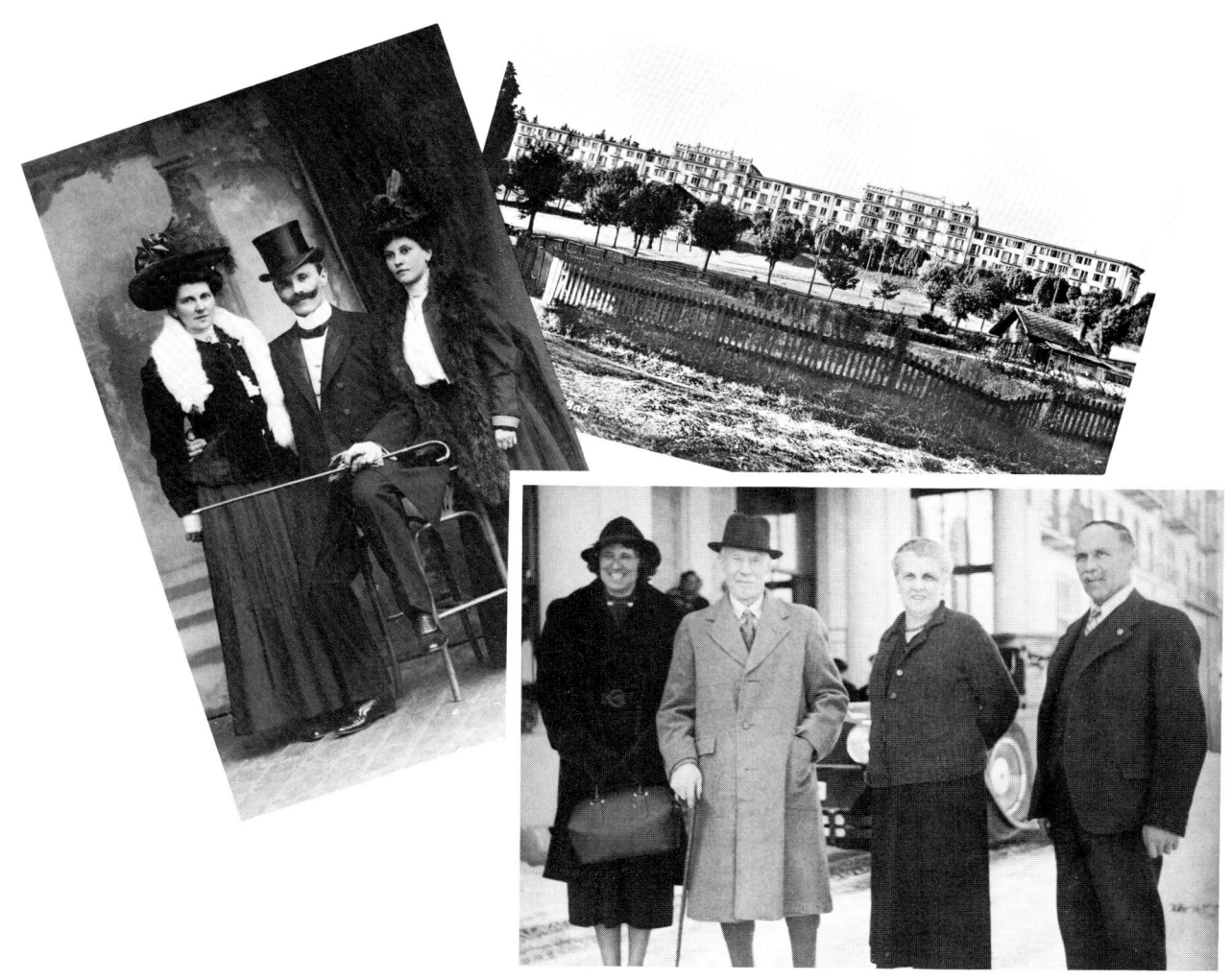

Als Direktor Krebs noch Concierge war: Im Sommer jeweils im Gurnigel-Bad, im Winter in Cannes zusammen mit seiner späteren Frau (links) und deren Schwester, Frau Mösching. Ein Ostergruss (aus dem Jahre 1903) an Krebses Schwägerin Rosa Schwendimann, wohnhaft im Schlössli Pohlern bei Blumenstein.

Direktor Hans Krebs mit Frau (rechts) begrüsst Stammgäste: Das Ehepaar Wallach aus Paris, das für Fr. 150.– pro Tag ganzjährig ein Appartement gemietet hatte (Jahr: 1939).

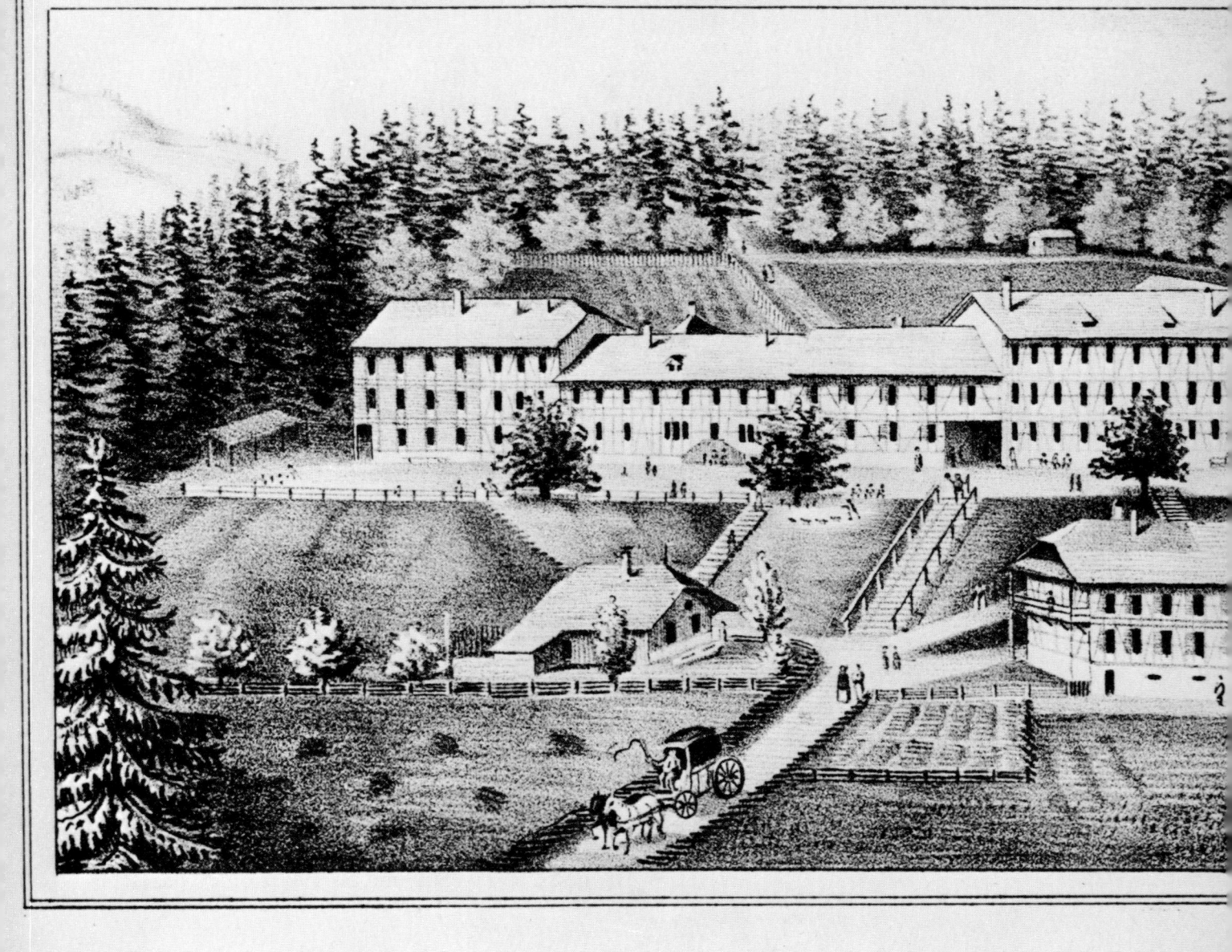

GURNIGEL-BAD. BAINS du

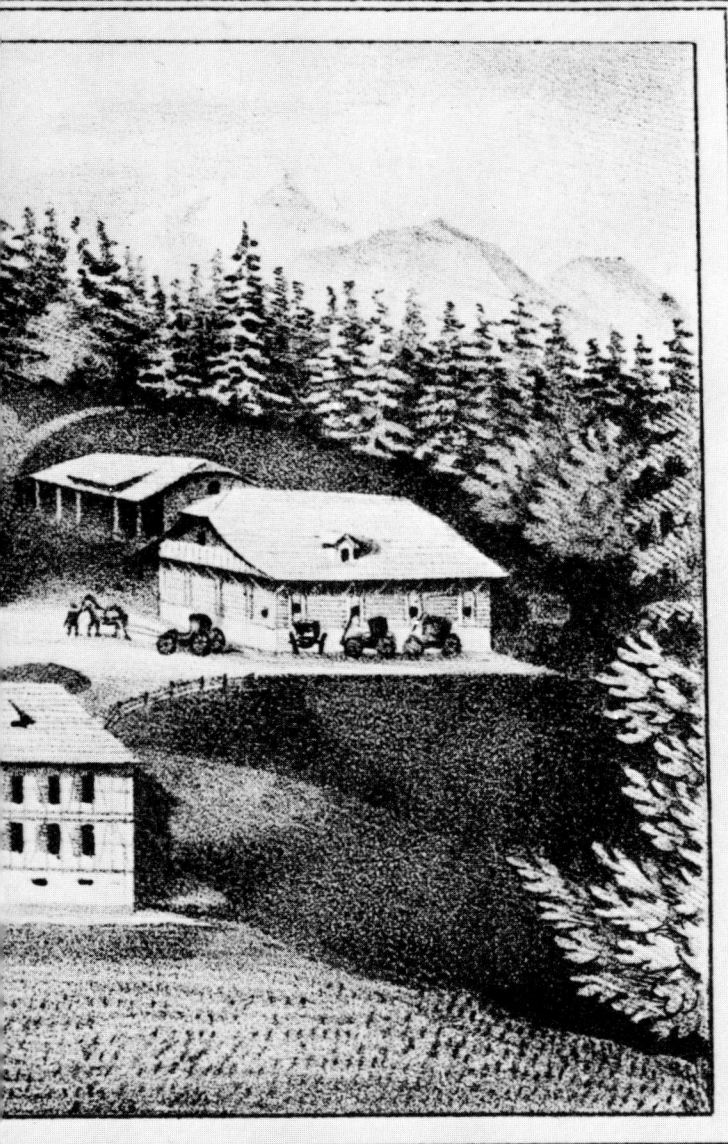

Mittel für die Gliedersucht/und heilet ohne Ausnahm alle offene Schäden/den Kopf damit gewaschen/nimmt hinweg alle Migraine, und stärket sonderheitlich die schwachen Augen.«

Karrer Albert Beyeler nimmt fast zweieinhalb Jahrhunderte später noch einen Schluck von diesem heilsamen Wässerchen, kneift die Augen zusammen, pfeift leise durch die zur bewundernden Geste zusammengekniffenen Finger und sagt: »Ja, es stimmt halt scho, was dä da gschribe het. Es isch halt scho cheibe guets Wasser. Und i begriffe, dass ou mini beide Ross gäng so verruckt viel dervo gsoffe hei.«

Tintenhaft und tantenhaft...

»Das Wasser ist klar, schmeckt leicht tintenhaft und setzt viel Eisenoker ab«, schrieb Conrad Meyer-Ahrens 1868 über die Qualität der neuen Eisenquelle, die man etwa 10 Minuten östlich vom Bad entdeckt hatte, und Dr. Eduard Verdat, der »médecin de l'etablissement« empfahl den neuen Brunnen vor allem bleichsüchtigen Mädchen zur Trinkkur. In der Folge fanden aber nicht nur bleichsüchtige Mädchen den Weg ins Gurnigel-Bad, unter der Leitung von Jakob Hauser erlebte das mondäne Hotel seine eigentliche Blütezeit. 1857 gab es im bereits riesigen Hotel-Komplex noch 250 Betten, zehn Jahre später waren es bereits 300, 1876 schon 450, 1886 bereits 500 und bis 1900 konnte die Bettenzahl auf 600 gesteigert werden, so dass das Gurnigel-Bad zum grössten Hotel der Schweiz avancierte. Es verfügte nicht nur über »einen schönen, grossen und heizbaren Speisesaal für

F. Grimm, Burgdorf: Gurnigel-Bad, um 1840.

den ersten Tisch« (die obere Klasse), sondern auch über einen Tanz-Saal, einen »wohl ausgerüsteten, gar sehr behaglichen Damensalon mit Pianino, Harmonium und Guitarre«, ein Herrenlesezimmer und ein sechsmänniges Tafelorchester, das sowohl für den »feineren« ersten Tisch, als auch für den »wohlfeileren« zweiten Tisch aufspielte. »Durch einen grosszügigen Ausbau der Zimmer, Gesellschaftsräume und Kureinrichtungen, durch die Schaffung schöner Garten- und Parkanlagen sowie durch die Verbesserung der Zufahrtswege und Postverbindungen«, schreibt Adrian Jakob Lüthi in seiner Dissertation zum Thema »Die Mineralbäder des Kantons Bern«, »gelang es Jakob Hauser, das Gurnigelbad zu einem Kur- und Ferienort von Weltruf zu machen.« Andere dagegen mokierten sich über das kuriose Badevölklein im Wald. So wie jener unbekannte Schreiber in der Schrift »Gurnigel«, der folgende witzigen Beobachtungen machte:

»Da gab es freilich auch ältliche Tanten und schwache Gestalten, die müde um die Ecke schlurften und der Munterkeit aus dem Wege gingen. Um so eifriger schwangen sie den Becher und schluckten in wahrer Kasteiung Maas um Maas des übel duftenden Brünneleins, plätscherten wohl auch eine Stunde oder zwei in der Tonne und stiegen geschwefelt und vom besten Willen zum Erfolge beseelt aus dem Bad, um mit Eifer und zäher Pflichterfüllung den Löffel in die bewährte und ewige Gurnigelsuppe zu tauchen.«

Fr. 2.40 für Putzlumpen

Zur Eröffnung der Sommersaison im Mai 1932 spielte im Pavillon vor dem »Ochsen« das Orchester Alessandri zum Tanze auf. Hoteldirektor Hans Krebs liess sich dieses fidele Vergnügen – laut Kassejournal 1 – 120 Franken kosten. Soviel, wie Chauffeur Willy Kauer in zwei Wochen verdiente. Im Juli 1932 wurden folgende Warenlieferungen registriert: Firma Kaiser, Bern, Trinkhalme für Fr. 9.20, Firma Loeb, Bern, Regenschirme für Fr. 11.80, Firma Kollbrunner Bern, Klosettpapier für Fr. 81.45, Chocolat Tobler, Bern, Cacao für Fr. 27.45, Gafner Ludwig AG, Bern, Parmesan für Fr. 8.60, Bäckerei Reinhard, Bern, Diätstengel für Fr. –.40, Berger Früchte und Gemüse, Bern, für Blumenkohl Fr. 3.50, Firma Rüfenacht + Heuberger, Bern, für Garn Fr. –.45, Brauerei Gurten für Bier Fr. 664.45, Leinenweberei Bern für Tisch- und Badetücher Fr. 1314.70, R. Staudemann für Eier, Fr. 7.20, A. Zwahlen für Forellen Fr. 18.–, K. Beyeler für Erdbeeren Fr. 1.20, Firma H. Giger, Bern, für Tee Fr. 19.10 und Frau Wenger für Putzlumpen Fr. 2.40. Die Brandsteuer für 1932 (bei der Brandversicherungs-Anstalt Bern) betrug die hübsche Summe von Fr. 2474.02. Direktor Krebs überwies diesen Betrag allerdings ohne Wimpernzucken, denn ein Brand in einem derartigen Riesenhotel mit 300 Zimmer und 40 Wohnungen mit Privat-Badezimmern konnte verheerende Folgen haben Er wusste das, weil der furchterregende Gedanke dreissig Jahre zuvor schon einmal schreckliche Tatsache gewesen war: In der Nacht vom 1. auf den 2. Mai 1902 war das gesamte riesige Gurnigel-Bad-Hotel mit Ausnahme der Kapelle und eines Teils der Ökonomie-Gebäude einem Grossbrand zum Opfer gefallen. Keine drei Jahre später erstrahlte die zerstörte Pracht aber bereits wieder in neuem Glanz: Auf der wundervoll gelegenen Aussichtsterasse auf 1159 m ü.M. war an der

Ein Kurhotel in Gruppenbildern: Gurnigel, Saison 1913.

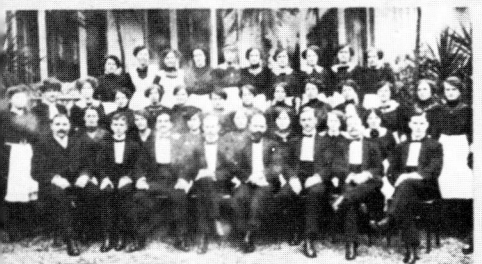
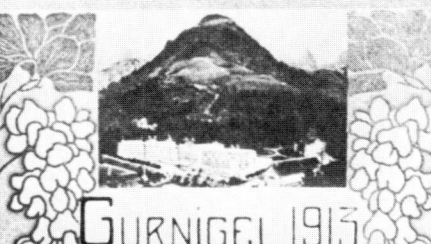
Gurnigel 1913
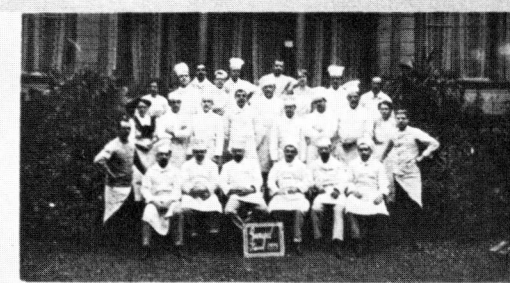
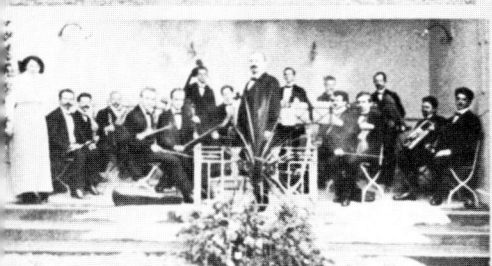
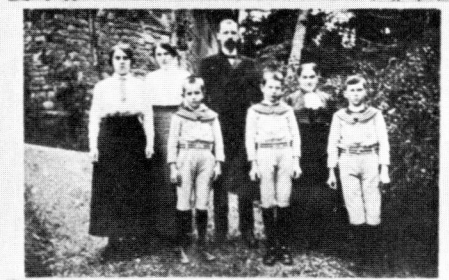
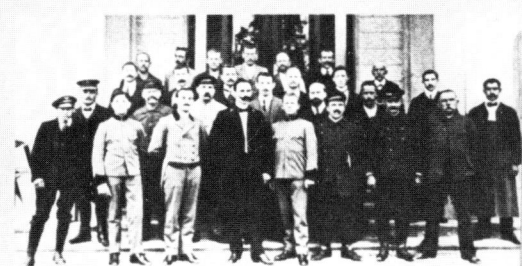
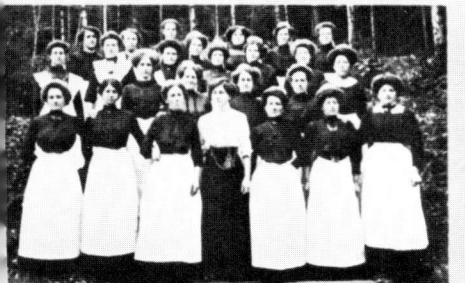
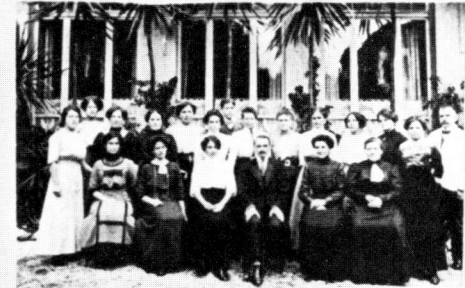
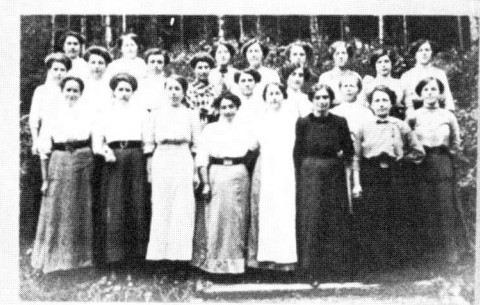
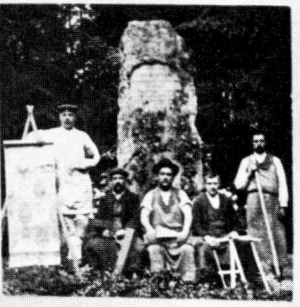
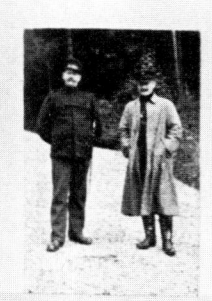
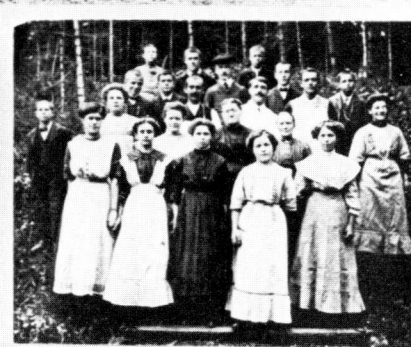
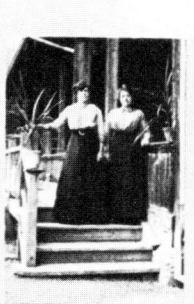
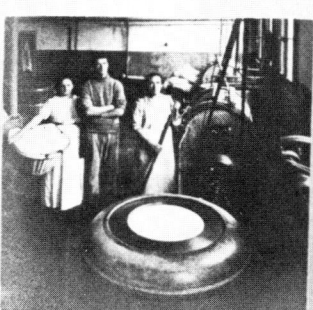

Stelle der alten, eingeäscherten Holzbauten ein neuer, massiver und luxuriös eingerichteter Steinbau entstanden, von dem Direktor Krebs später stolz berichtete, dass er »so unendlich lang sei wie die Spitalgasse in Bern von der Heiliggeistkirche bis zum Bärenplatz«. Und Dorfchronist Walter Weber-Burri aus Thurnen schwärmt davon, dass man »den imposanten weissen Hotel-Palast an klaren Tagen sogar von der Berner Kirchenfeldbrücke aus sehen konnte« und dass die Bedeutung des Gurnigel-Bads so gross geworden sei, »dass früher sogar der Orient-Express Paris–Istanbul durchs Gürbetal geführt wurde, damit er in Thurnen Halt machen konnte«. Beide schwärmerischen Behauptungen halten einer genaueren Überprüfung zwar nicht ganz stand (weil erstens der Längenberg heute – und wohl auch früher – die Sicht zwischen der Berner Kirchenfeldbrücke und dem Gurnigel auch an äusserst klaren Tagen verdeckt, und weil etliche Bahn-Fachleute auf der Suche nach dem berühmten Orient-Express weder im Gürbetal noch in alten Fahrplänen bisher fündig geworden sind . . .), aber sie zeigen doch, dass das Gurnigel-Bad in früheren Zeiten so beeindruckend war, dass man mit Stolz und Bewunderung von ihm zu sprechen pflegte und dabei mit bestem Willen fast nicht darum herum kam, auch noch ein wenig zu übertreiben.

»Calais–Gurnigel retour«

Max Schwendimann, Jahrgang 1904, Neffe von Direktor Hans Krebs, erinnert sich aber immerhin daran, dass direkte Eisenbahnwagen für englische Gurnigel-Gäste mit »Calais–Gurnigel« angeschrieben waren, wobei die Gäste allerdings in Bern abgeholt wurden. Chauffeur Willy Kauer: »Zweimal pro Tag bin ich mit einem unserer Benz-Gaggenau oder mit einem Saurer nach Bern gefahren. Von Thurnen habe ich zu meiner Gurnigel-Zeit (1928 bis 1939) allerhöchstens noch Kohle oder sonstiges Material heraufgeführt. Aber früher – bevor mein Vater Gottfried Kauer das erste Gurnigel-Automobil, einen ›Martini‹, chauffierte – war das Bahnhöfli Thurnen natürlich eine wichtige Station auf dem Weg zum Gurnigel.« Ein »Engländer-Wartsaal« mit vornehm tapezierten Wänden (der heute als Gepäck- und Materialraum benutzt wird) und ein grosses, inzwischen arg verrostetes Blechdach, das den nobel herausgeputzten Gästen ein Umsteigen in die mehrspännige Kutsche »am Schärme« ermöglichte, erinnern noch an diese grossen Zeiten des kleinen Bahnhofs.

Interniertenlager für 2000 Russen

Inzwischen gehören nicht nur diese grossen Zeiten des kleinen Bahnhofs, sondern auch die grossen Zeiten des grossen Gurnigel-Bads der Vergangenheit an. Direktor Krebs vermochte zusammen mit seinem Stellvertreter Mösching und seiner »rechten Hand« Walter Engeloch dem Hotel zwar immer wieder neue Impulse zu geben – zum Beispiel durch die Öffnung für den Wintersport und (vorerst sogar auf eigene Rechnung) durch die Einführung eines fahrplanmässigen Postautobetriebes – doch das Ende der Gurnigel-Glanzzeit war unabwendbar. Nach Ausbruch des zweiten Weltkrieges musste der Betrieb stillgelegt werden, bis 1946 dienten die feudalen Räumlichkeiten vorübergehend noch als Flüchtlings- und Internierten-

Offizielles Schweizerisches Kursbuch Sommer 1912.

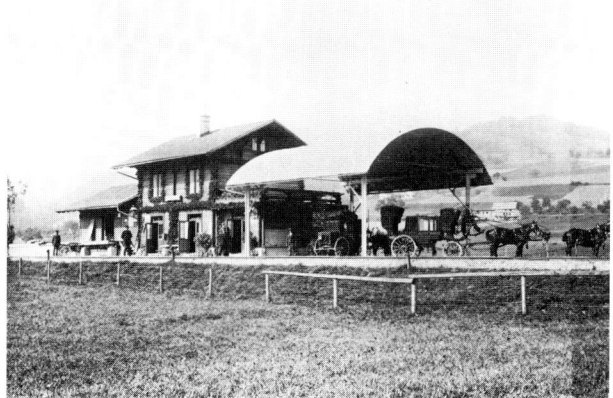

Damit für die noblen Gäste ein Umsteigen »am Schärme« möglich war: Von der Eisenbahn in die mehrspännige Postkutsche (um 1910) ...

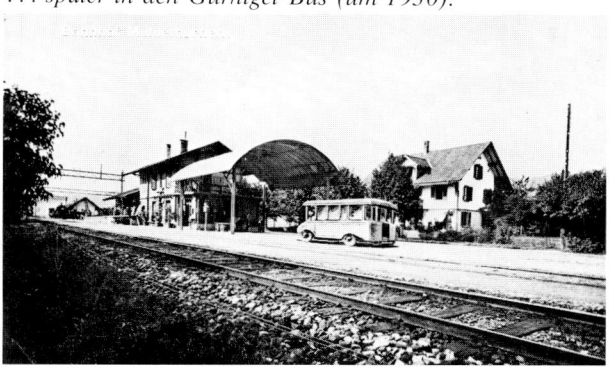

... später in den Gurnigel-Bus (um 1930).

lager. Rund 2000 Russen, aber auch Franzosen, Deutsche und Italiener waren vorübergehend – nicht eben ferienhalber ... – im Gantrischgebiet einquartiert. Ernst Schüpbach, ehemaliger Bahnhofvorstand in Thurnen, hat vor allem noch die italienischen Partisanen in Erinnerung: »Ganz verruckti, halbwildi Cheibe si das gsii. I weiss no genau, wo si einisch amne Abe mit der Bahn ds Thurne aacho sy.«

Das »Engländer-Dach« beim Bahnhof Thurnen: heute baufällig und verrostet, aber immer noch »gäbig«.

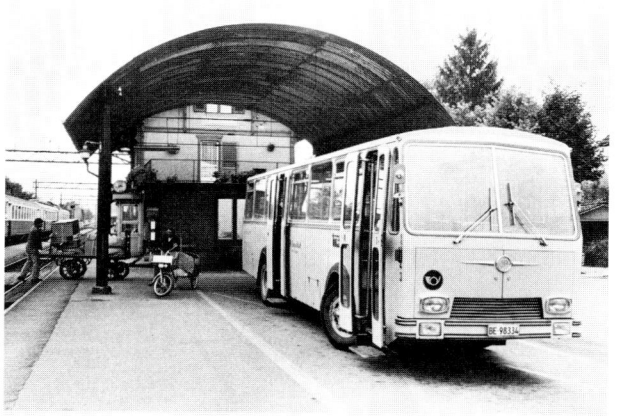

Nach dem zweiten Weltkrieg – 1946 – verfügten die Gebrüder Pulver, die letzten Besitzer des traditionsreichen Hauses, den Abbruch und verkauften das Land dem Eidgenössischen Militärdepartement. Für die Bevölkerung der umliegenden Gemeinden Wattenwil, Rüschegg, Rüti und Guggisberg war dieses Ende des Gurnigel-Bades in der wirtschaftlich nicht gerade verheissungsvollen Nachkriegszeit ein harter Schlag. »Was hei die Lüt scho anders wölle mache als z'Bure oder i Gurnigel z'Saison«, schildert Ernst Mathys die damalige Situation. Ma-

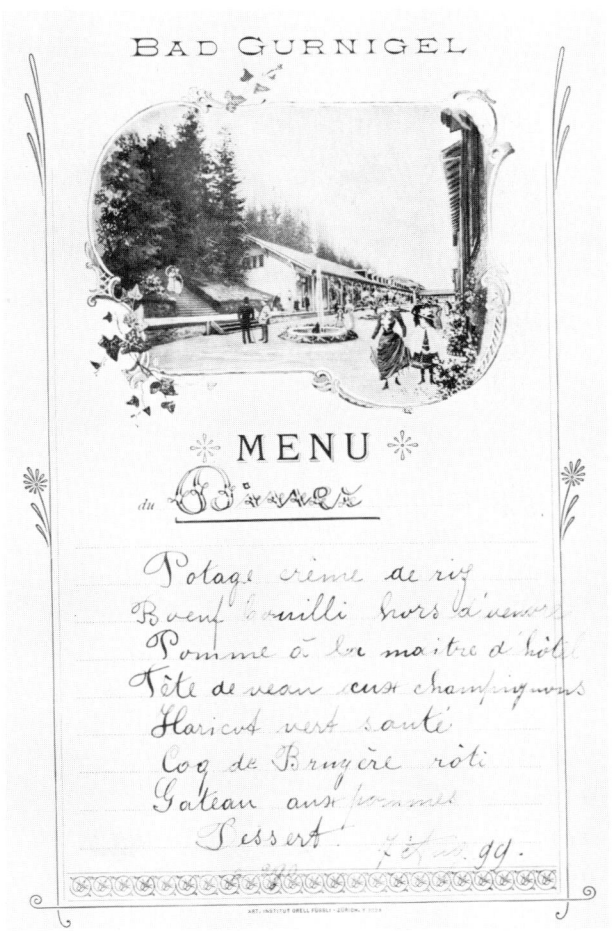
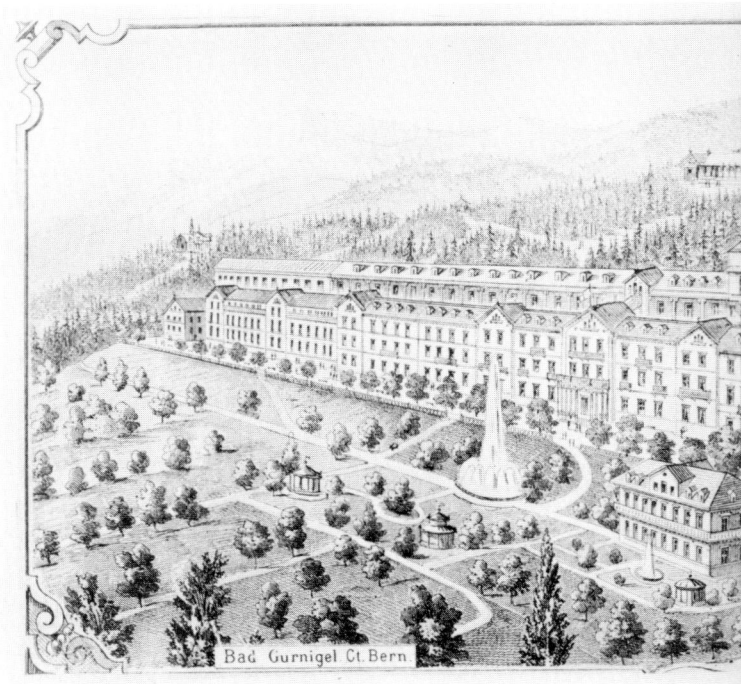
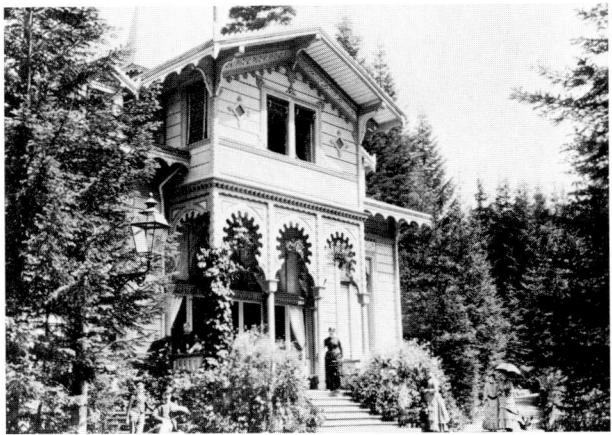

Menukarte Bad Gurnigel vom 7. August 1899.

Bad Gurnigel um 1880.
Lithographie; Künstler und genaues Datum unbekannt.

Kein Platz mehr für diese Bäder-Romantik von damals: Das Bild zeigt eine der Gurnigel-Bad-Kapellen.

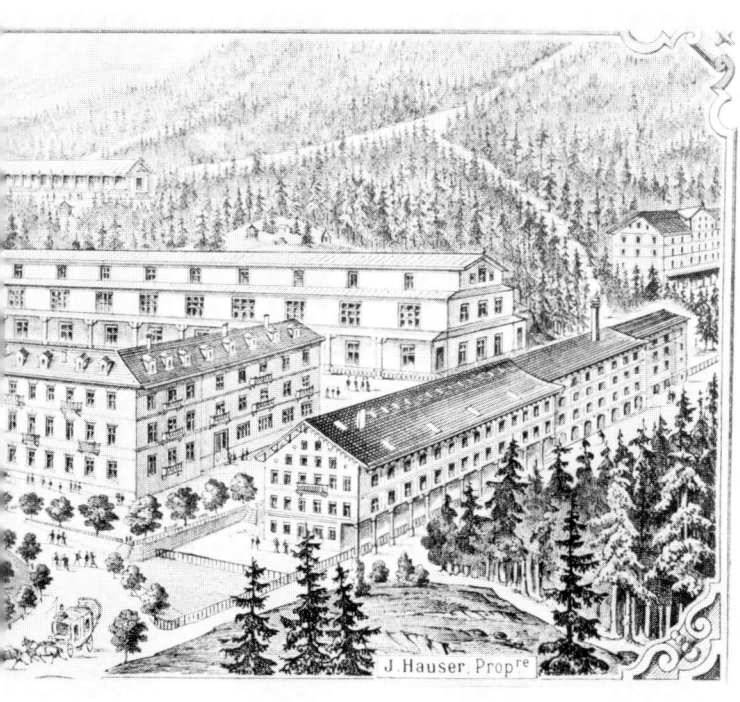

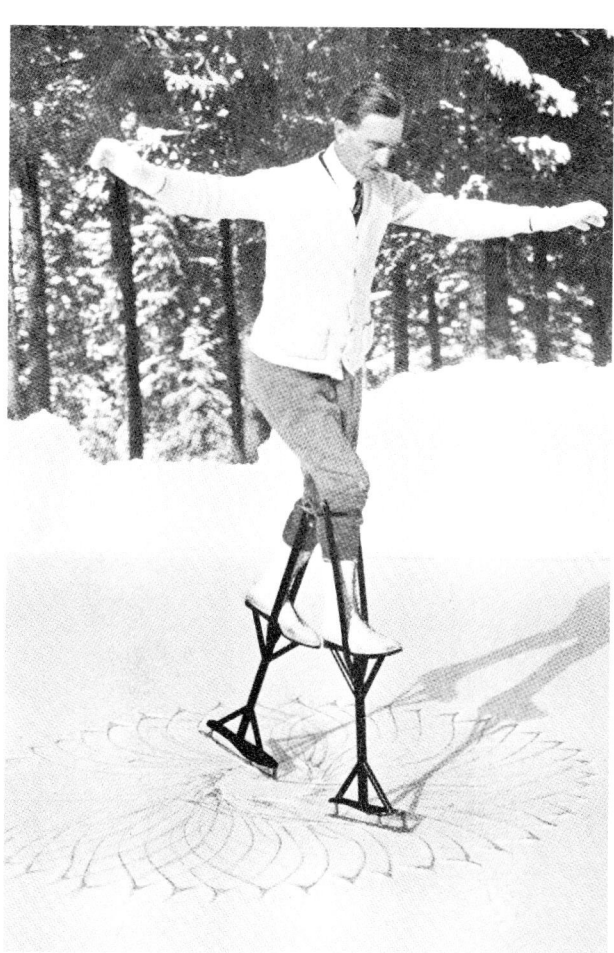

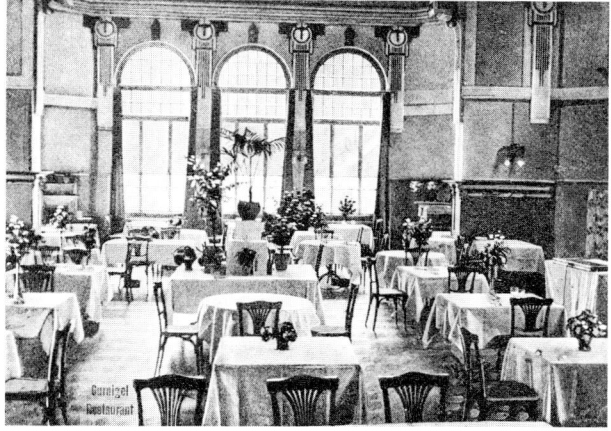

Bisweilen ein bisschen »gestelzte« Gurnigel-Gäste: Ein Engländer beim ungezwungenen Eislauf-Vergnügen.

Das Restaurant: Ein Saal von vielen.

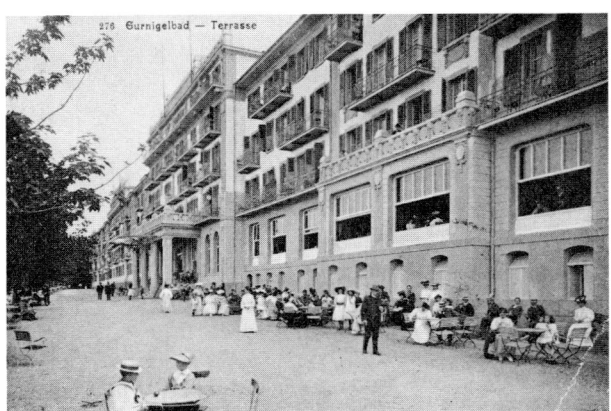

Wo einst die reichen Gäste aus aller Herren Länder herumflanierten ...

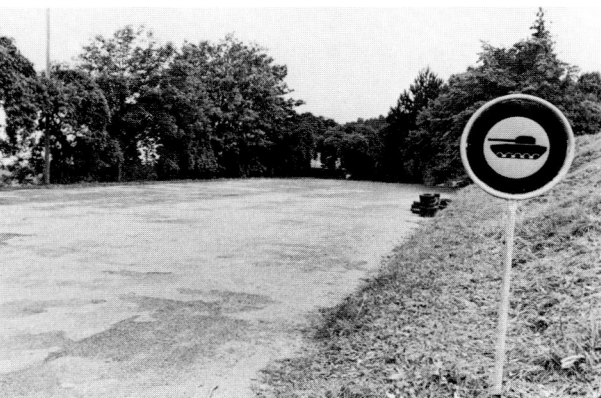

... ist heute nichts mehr von der alten Kurbad-Romantik mehr zu sehen: Das Land gehört dem Eidgenössischen Militärdepartement. Ödes, trostloses Niemandsland.

thys war Wegmeister der Gurnigel-Strasse und hatte tage-, wochen- und monatelang mitansehen müssen, wie die imposanten Gebäulichkeiten »abi gschlage« wurden und wie man »fuederwiis Möbel usi gholt und a anderne Orte ir Nachbarschaft wieder ini tah het«. Wer es sich leisten konnte, deckte sich zu offenbar günstigen Bedingungen mit altem Hotel-Mobiliar und »allergattig Ruschtig« ein, wobei vor allem Schlafzimmer-Einrichtungen (»die aus dem Ostflügel waren die besten!«) reissenden Absatz fanden.

»Kalberei von der Kalberweid«

Die Sprengung des Riesen-Hotels besorgte — wie in alten Zeitungen nachzulesen ist — das EMD schliesslich gratis, nachdem Grossmetzger Pulver durch den Verkauf der Liegenschaft (die er Jahre zuvor samt 800 Jucharten Bergwald für bloss 750 000 Franken ersteigert hatte) einen Millionengewinn erzielen konnte. Der Kommentator der rechtschaffenen Zeitschrift »Schwarz auf Weiss« trumpfte damals empört auf: »... zuerst verkaufte Grossmetzger Pulver das Mobiliar, und die Sage geht, er habe daraus mehr gelöst, als er für die ganze Besitzung bezahlt hatte. Aus den Wäldern allein sei ein Erlös von sechs Millionen gekommen, nicht sofort, aber so Jahr für Jahr; einige Weiden und Kuhrechte gaben auch noch einen tollen Schübel Geld. Und nun kommt der Bund, der vor zwanzig Jahren das ganze für eine halbe Million hätte haben können, und kauft die restlichen Kalberweiden für vier Millionen. (...) Das Grandhotel, wenn es heute noch stünde, hätte eine flotte Kaserne gegeben für ein ganzes Regiment, schöne ebene Parkplätze wären ausgebaut gewesen für sechs Motorbatterien mit allem Zubehör. (...) Ich erinnere mich, dass wir damals die Sprengung dieses soliden Grossgebäudes als eine Schildbürgerei ohnegleichen bezeichneten. (...) Nun will der Bund für einige ziemlich wertlose Kalberweiden hart unter der Schneegrenze also vier Millionen zahlen. Und wir

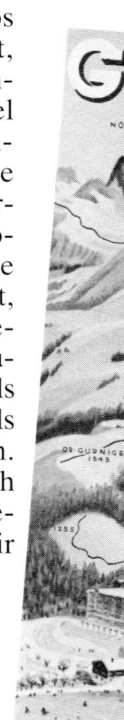

dummen Cheiben bezahlen das! Jawohl!« Schwarz auf weiss stand es so in der Zeitschrift »Schwarz auf Weiss«. Unter dem Titel: »Kalbereien von der helvetischen Kalberweid«.

Der steinige Boden

Auf dem Areal des einstigen Prunk-Baus blieb schliesslich nur noch das Gasthaus zum »Ochsen« – heute ein schön renoviertes Restaurant mit einer Reihe von Gästezimmern – bestehen. Und dort, wo früher der 240 m lange Hotel-Kasten stand, ist bloss noch so etwas wie ödes Niemandsland. Einige Büsche, einige halb zerfallene Mäuerchen, eine Reihe wunderschöner Alleebäume, daneben auf mehreren Terrassen Platz. Viel Platz, mit dem niemand so recht etwas anzufangen weiss. Platz für Autos am einmal pro Jahr stattfindenden Automobil-Bergrennen, Platz für Autos, wenn das Wirte-Ehepaar Nafzger hie und da etwa zu einer Bergchilbi einlädt und Platz auch für Militärfahrzeuge. Platz für zwei vom herben Wetter etwas abgetakelte Boccia-Bahnen, und Platz auch für irgendwelche Abfälle und Altmetalle, die – versteckt im Unterholz und wild wuchernden Gebüsch – auf irgendwelchen Grundmauern herumliegen. Oberhalb des »Ochsen«, hinter einigen wuchtigen Gurnigel-Tannen, sprudelt zaghaft immer noch ein wenig erdiges, schwefliges, übel riechendes und sicher auch immer noch »heylsames« Wasser in einen kleinen Brunnen. Das gleiche Wasser, von dem »Fuchs« und »Bijou«, die beiden Hengste von Karrer Albert Beyeler, und die noble »Gaschtig« aus aller Herren Länder, »immer so verruckt viel gesoffen haben«. Daneben, dahinter und darumherum ist alles ein bisschen trostlos. Unebener, spärlich überwachsener, steiniger Boden. Der steinige Boden, auf dem es für die Bäder-Romantik von damals in der heutigen Zeit keinen Platz mehr gibt.

So wurde für das Gurnigel-Bad geworben: Ausschnitte aus einem Farb-Faltprospekt um 1920.

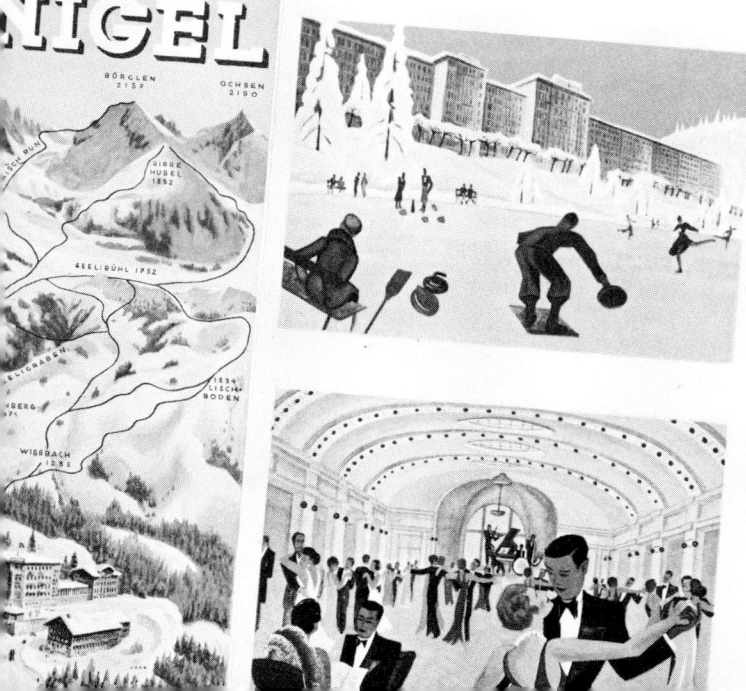
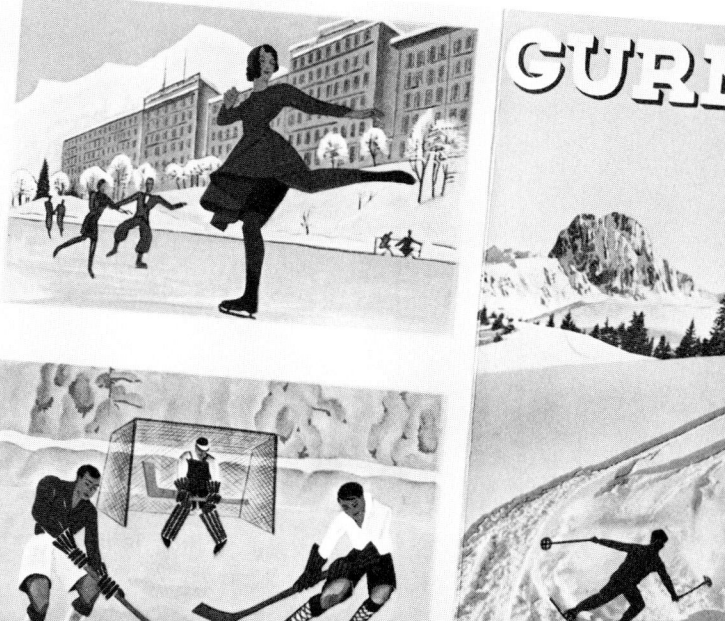

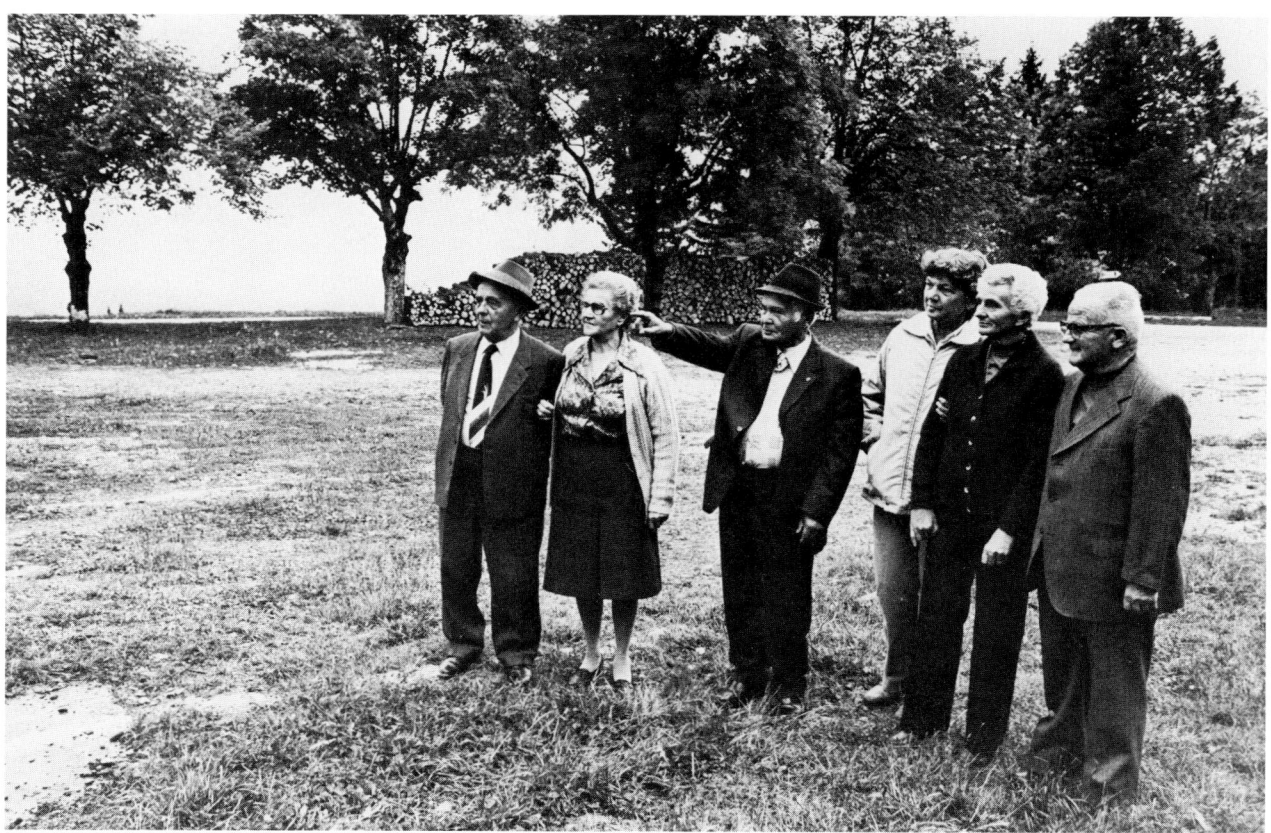

»Ja, hie isch es gstande, ds Gurnigel-Bad«: Die ehemaligen Angestellten Adolfo Valsangiacomo (Küchenchef), seine Frau Frieda (Zimmermädchen), Albert Beyeler (Karrer), Dori Baur (Saaltochter) und das Ehepaar Kauer. Sie war Saaltochter, er Chauffeur.

»Ja, hie isch es gstande, ds Gurnigel-Bad«

Nach vielen Jahren sind sie einander durch die Entstehung dieses Büchleins im Herbst 1981 wieder begegnet. Sechs ehemalige Angestellte des mondänen Hotels Gurnigel-Bad. Ein Karrer, ein Chauffeur, ein Küchenchef, zwei Saaltöchter und ein »Mädchen für alles«. Zum Teil sind sie miteinander verheiratet, denn die offenbar weitherum bekannte Tatsache, dass »die Umgebung des Gurnigels jenen frischen Hauch von Urnatur atmet, der die Herzen zusammenführt und Misstrauen zerstückt wie segensreiche Frühlingssonne den Schnee von den Alpen taut« (aus der Schrift »Gurnigel«) führte nicht nur Gotthelfs Elisi mit dem reichen Baumwollhänd-

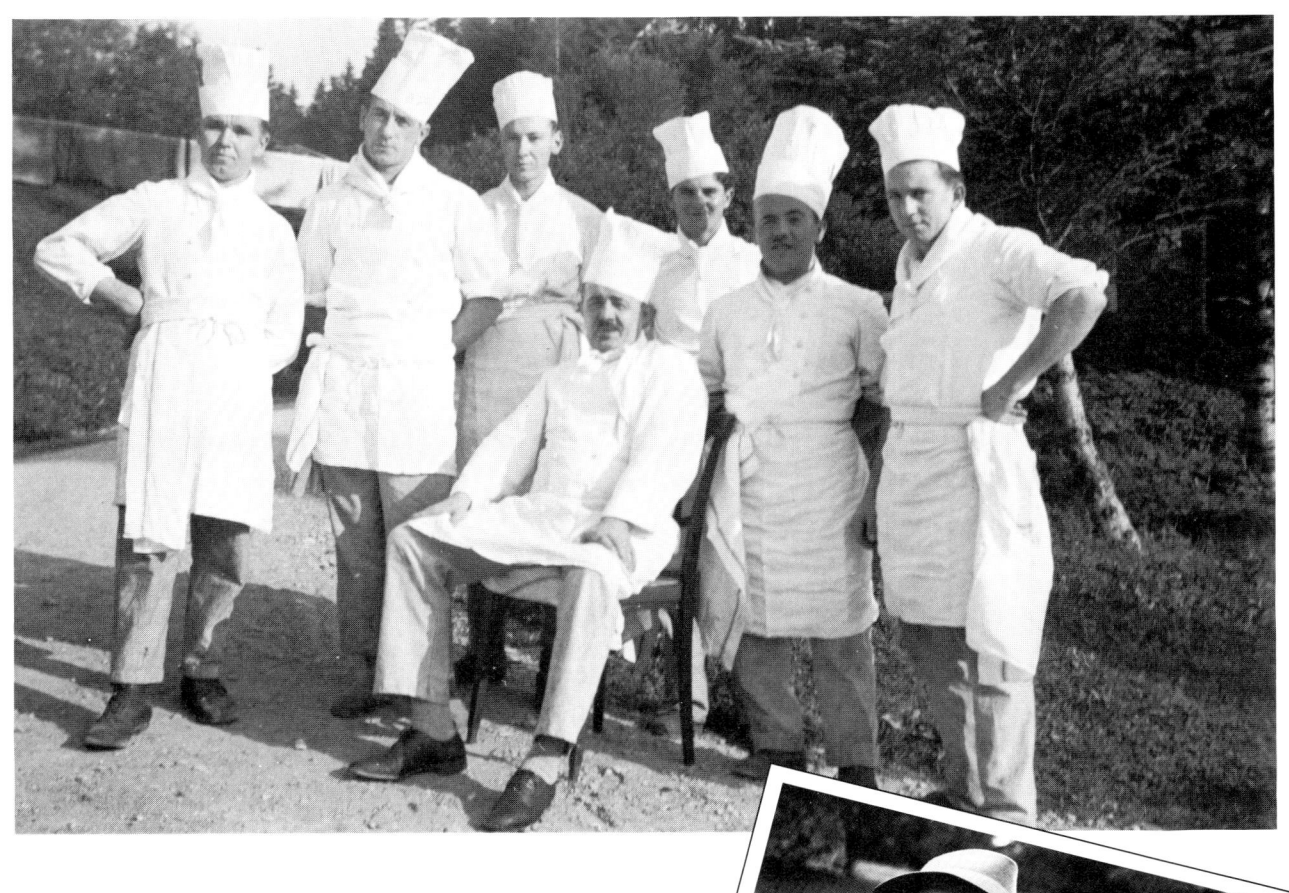

»... der die Herzen zusammenführt wie segensreiche Frühlingssonne den Schnee von den Alpen taut«: Zwei der unzähligen »Gurnigel-Bad-Paare«: Adolfo und Frieda Valsangiacomo-Künzi (Küchenchef Valsangiacomo ist auf dem Bild zweiter von rechts) ...

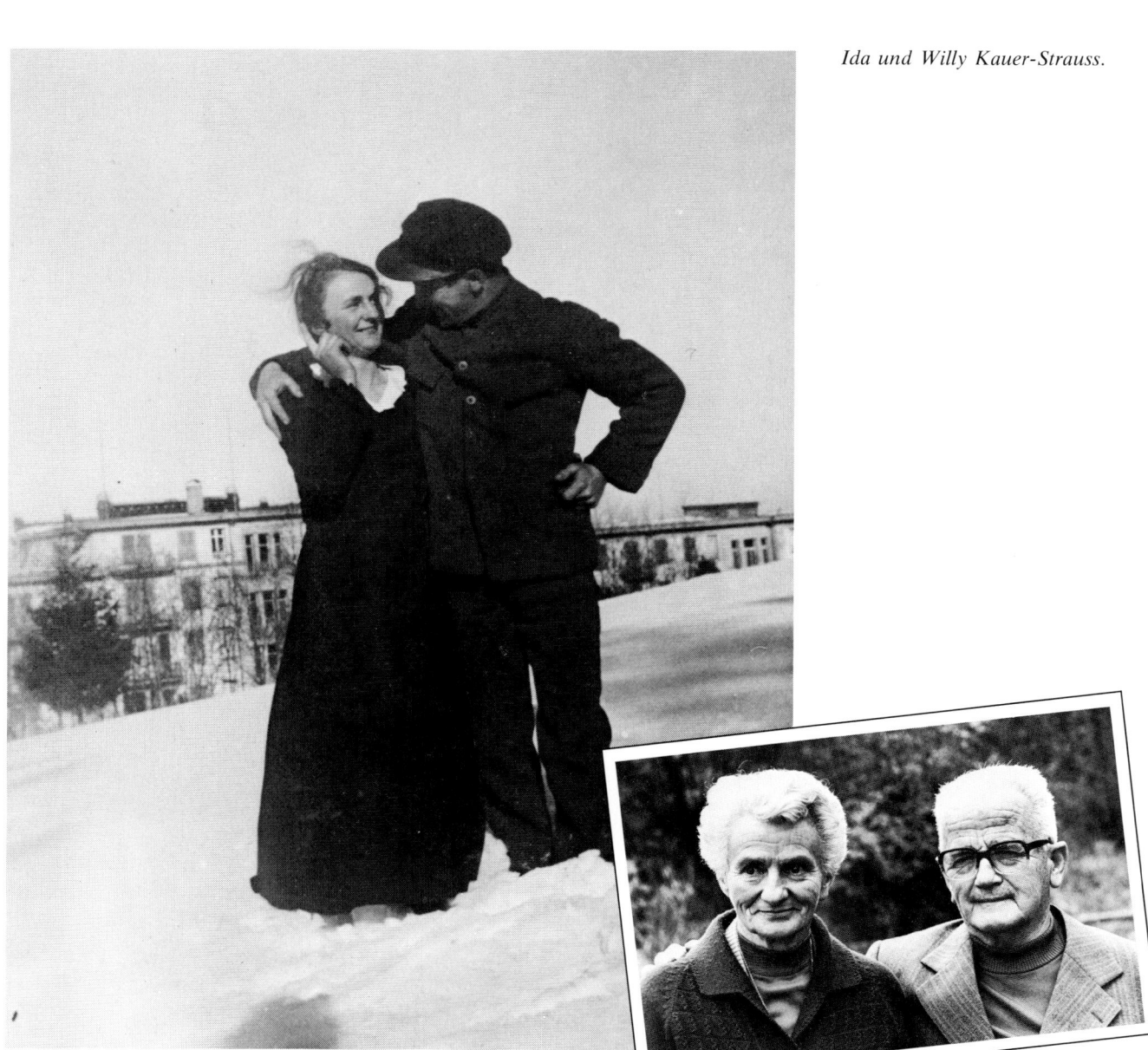

Ida und Willy Kauer-Strauss.

ler zusammen, sondern auch viele der bisweilen weit über 100 Angestellten unter sich. So blieben denn weder Karrer Beyeler, noch Chauffeur Kauer und Küchenchef Valsangiacomo in der verträumten Abgeschiedenheit des »Gurnigelbärgs« ledig: Sie angelten sich allesamt hübsche Saaltöchter und waren stolz und selbstzufrieden, dass ihnen da »nicht etwa noch irgendwelche herrschaftliche Herren aus dem illustren Gäste-Kreis« die Tour vermasselten. Küchenchef Adolfo Valsangiacomo, Jahrgang 1901, aus Mendrisio (von 1919 bis 1934 im Gurnigel) heiratete so — um nur eines dieser Gurnigel-Paare herauszugreifen — das Zimmermädchen Frieda Künzi, Jahrgang 1910, aus Wattenwil. »Aer het mer albe ds beschte Mässerli gäh, wenn i zuenem i d'Chuchi bi ga hälfe rüschte«, erinnert sich Frieda, und ergänzt: »Es isch zwar e herti Zyt gsii, me het müesse wärche, we me het wölle fürcho. Aber wenn i das alls itz wieder gseh – ir Würklechkeit und uf Foto – de muess i säge: es isch e schöni Zyt gsii.« Adolfo Valsangiacomo meint mit verschmitztem Schmunzeln und charmanten Tessiner-Akzent: »Ja, mängisch si mir fasch e gli Sglave gsii. Hani zwüsche Iischlafe am Abe und Ufstah am Morge albe chuum Zyt gha, d'Sogge z'wächsle.« Und Frieda ruft ihm lachend zu: »Eso schlimm isch es itz o wieder nid gsii. Weisch no, wieni albe dert hinger dä Hoger ufe bi cho z'graagge für cho z'karisiere?« Ein bisschen wehmütig stimmt sie im übrigen der Besuch am Ort, wo es früher einmal dieses stolze Hotel Gurnigel-Bad, ein Hotel voller Glanz und Gloria, voller Reichtum und voller Arbeit, voller Lebenslust (sogar bei ihnen, den hart geforderten Angestellten) gegeben hat, aber doch. Sowohl Karrer Beyeler, Chauffeur Kauer mit Frau, »Chef de cuisine« Valsangiacomo mit Frau, als auch Saaltochter Dori Baur-Balsiger können es einfach immer noch nicht ganz fassen, dass diese altehrwürdige Gurnigel-Herrlichkeit nicht mehr ist. Frieda Valsangiacomo: »Es macht eim würklech fasch z'gränne, we me gseht, was dervo übrigblibe isch.« Karrer Albert Beyeler kann einfach nicht vergessen, wie er einmal eine Engländerin »wo chli gschpunne het, sogar hät sölle lehre schliifschuehfahre«, Willy Kauer witzelt über den »Fourier vo Kerzers, wo mer doch fasch no mi Frou usgspannet hät«, und Dori Baur-Balsiger erinnert sich vergnügt daran, dass »d'Ängländer immer für ds Läbe gärn Chirschi-Confitüre gha hei und dass me mängisch 250 Chirschi-Confitüre-Sandwich uf ei Tätsch het müesse striiche, we d'Ängländer zu ihrer Skitour ufe Ziegerhubel hei wölle ufbräche«. Süsse Erinnerungen an eine Zeit, die es nicht mehr gibt. Und das ist bitter.

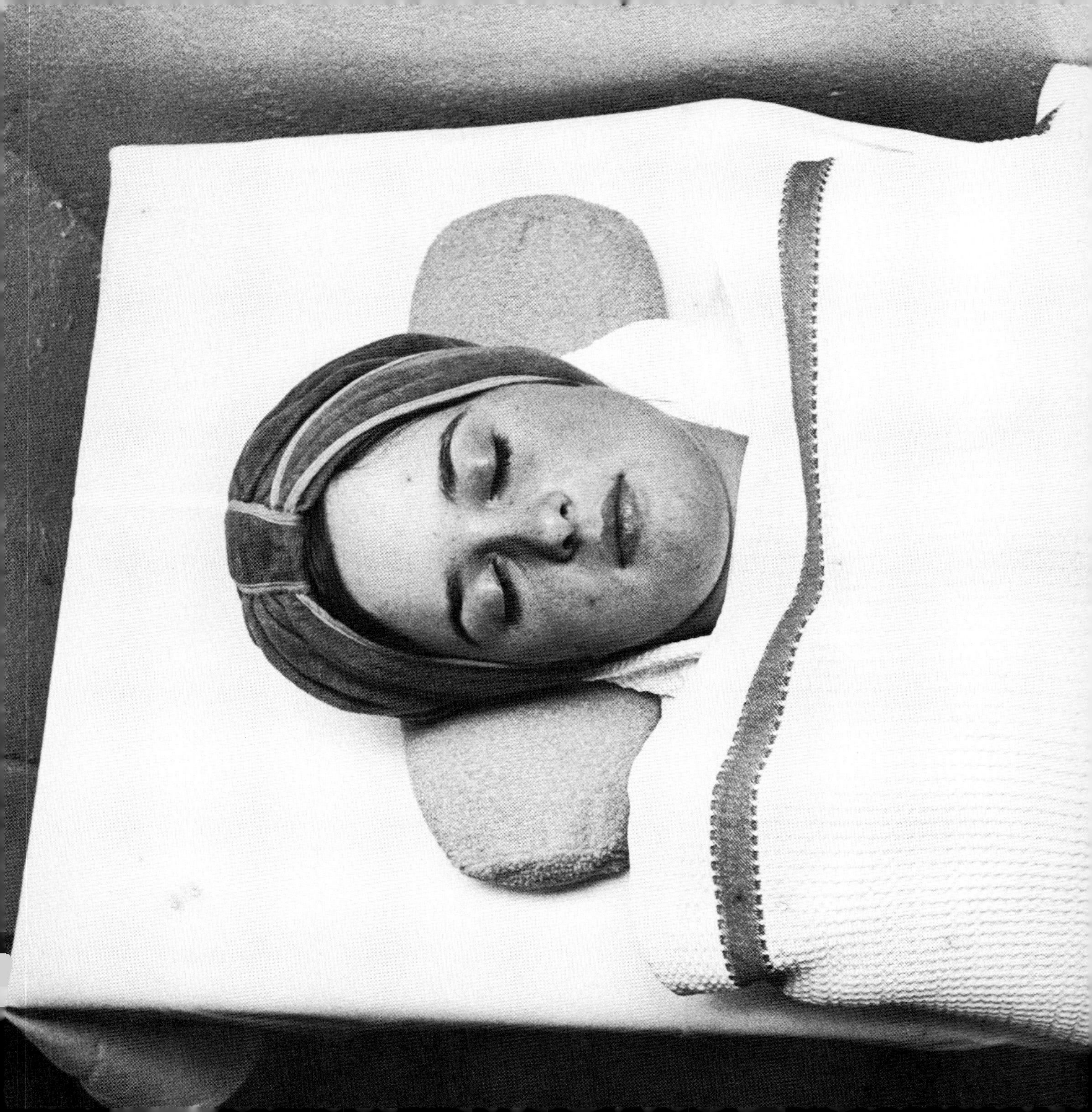

DAS SCHWEFELBERG-BAD

Wo eigener Natur-Fango und Dr. Hsu aus Taiwan mit »allergattig Bräschte« fertig werden

»Wenn isch er itz scho nume cho, der Döktu?«, stellt sich der rührige Schwefelberg-Bad-Direktor Heribert Meier-Weiss laut nachdenkend die Frage und beantwortet sie leise murmelnd gleich selber: »Das war 1975. Ja, 1975 war es.« Der »Döktu«: Das ist Dr. med. Francisco Hsu, ein Chinese.

1959 sei er aus Taiwan in die Schweiz gekommen, wo er – an der Universität Genf – den eidgenössischen Doktortitel für Medizin und Chirurgie erwarb, und wo er (was für die freie Ausübung des Arztberufes im Kanton Bern von noch fast erheblicherer Bedeutung zu sein scheint) auch das Schweizer Bürgerrecht erlangte.

Dr. Hsu sei ein ausgezeichneter Kurarzt, ein ausgewiesener Fachmann für Akupunktur und ein ausgesprochen liebenswürdiger Mensch, sagen im Schwefelberg-Bad alle, die man fragt. Nur Dr. Hsu selber sagt lieber nichts. Eine Ozon-Therapie (»Ohne Sauerstoff kein Leben«) oder einige Akupunktur-Nädelchen ins Ohrläppchen hätte uns dieser Dr. Hsu wohl eher verpasst als einige Auskünfte über sich. Über sein Leben in der Schweiz und über sein Wirken in der Abgeschiedenheit des Gantrisch-Gebietes. Unsere Neugier missfiel ihm und aus seinen Augen war herauszulesen, dass Zurückhaltung und Schweigsamkeit vornehme Tugenden seien, die auch uns – den forschen Fragestellern – wohl anstehen würden. Wir liessen das Fragen sein und zogen uns zurück. Ein bisschen verdattert und auch ein bisschen verschämt.

»Man kann dem Leben nicht mehr Jahre, aber den Jahren mehr Leben geben«: Zur Kur im Erstklass-Kurhaus Schwefelberg-Bad.

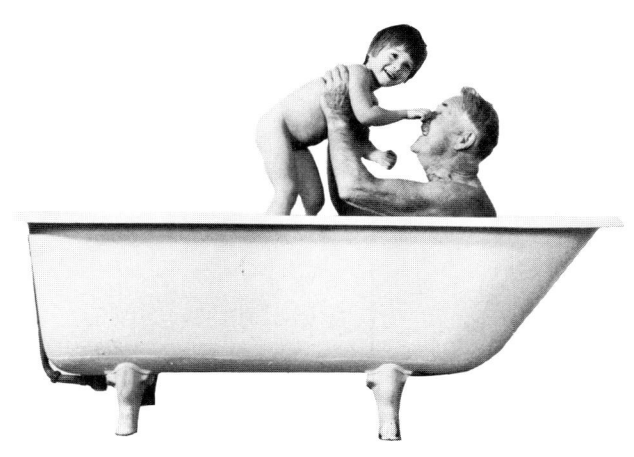

Ein Einheimischer: Der Natur-Fango

Nicht nur beim freundlichen und gottlob auch gesprächigeren Ehepaar Meier, den initiativen Besitzern des Erstklass-Hotels und Kurbetriebes Schwefelberg-Bad, sondern auch beim »ächten« Schwefelberg-Fango hatten wir es dann glücklicherweise wieder mit »Einheimischen« ohne geheimnisvolle fernöstliche Tugen-

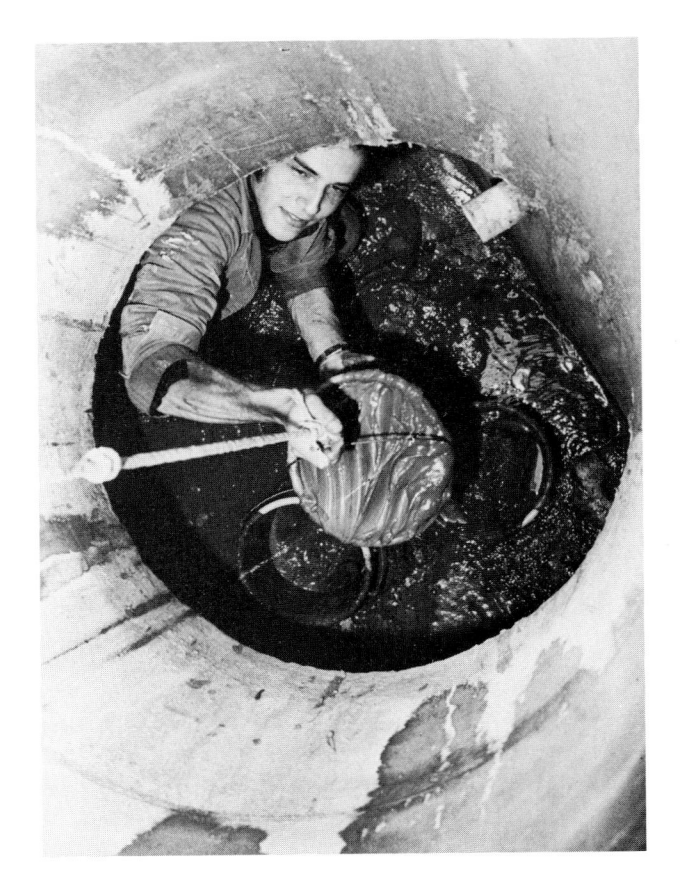

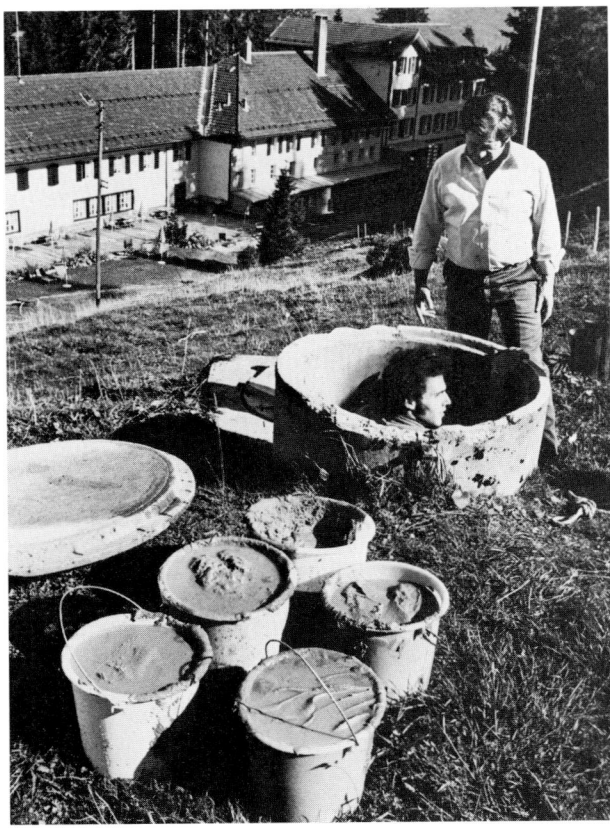

Gegen »allergattig Bräschte« gut: Der Schwefelberg-Natur-Fango, der sich oberhalb des Hotels in mehreren Wasserfassungen als »homogenes, zäh klebriges Material von weicher, plastischer Beschaffenheit« ablagert. In Plastik-Kübeln wird der graue »Lätt« ins Kurzentrum getragen, wo er Verwendung findet gegen Rheuma, Arthritis, Arthrosen, Bandscheibenschäden, Zirkulationsstörungen und viele andere Leiden.

den zu tun. Der Fango, ein deutlich nach Schwefelwasserstoff riechender grauer Lehm, war problemlos »in den Griff« zu bekommen und das Ehepaar Meier erzählte ausführlich, gegen was »alls Cheibs« dieser feinkörnige »Lätt« gut und bei ihnen im Schwefelberg-Bad seit Jahren als anerkanntes Heilmittel »gang und gäbe« sei. »Ferien können Sie auf den Kanarischen Inseln, in der Südsee oder irgendwo verbringen. Fangobäder gibt es in Jugoslawien, Italien und anderswo. In der Schweiz gibt es allerdings nur ein einziges Bad mit täglich frisch gewonnenem Schwefelfango: Schwefelberg-Bad im Berner Oberland!«, schreiben Meiers in einem Prospekt mit berechtigtem Stolz.

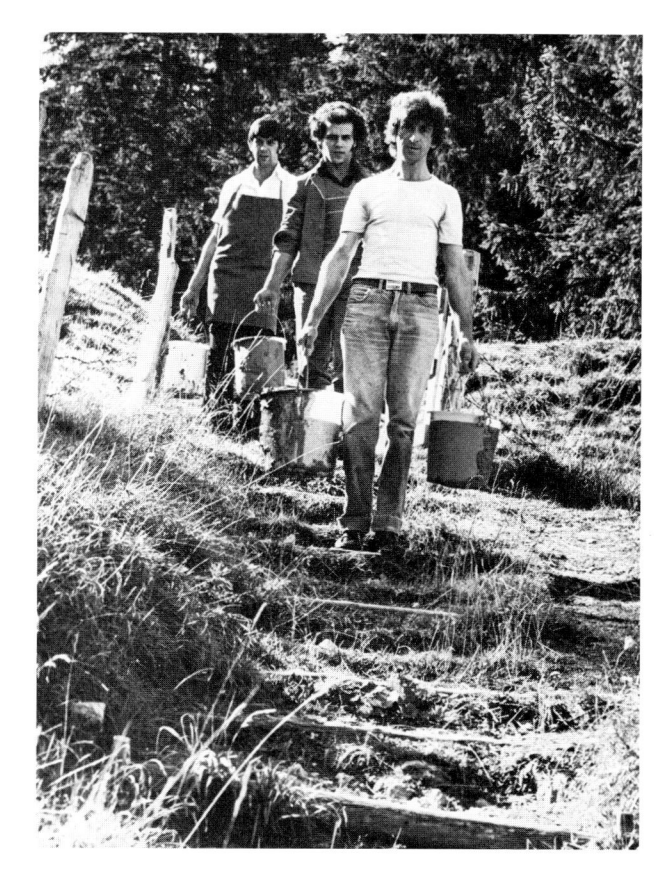

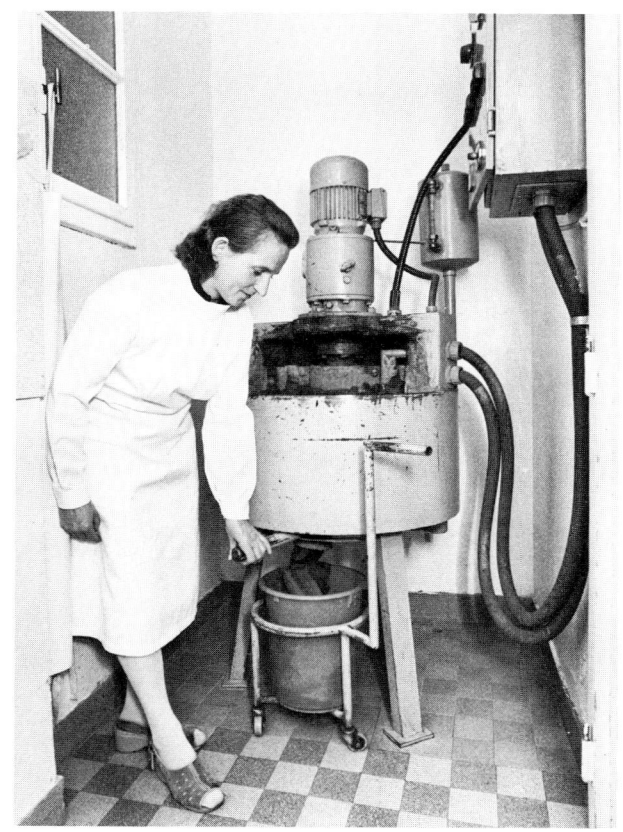

Dieser Fango, ein »homogenes, zäh klebriges Material von weicher, plastischer Beschaffenheit« (Prof. Högl) setzt sich oberhalb des sorgfältig renovierten und auch innen vollständig neu ausgebauten Kurhauses in zwei Thermalwasserreservoirs ab und ist zusammen mit dem heilsamen »Calcium-Sulfat-Hydrogencarbonat-Wasser mit Schwefelwasserstoff« – wie Meiers sagen – gegen »allergattig Bräschte guet«. Gegen Rheuma, Arthritis, Arthrosen, chronische Katarrhe, Bandscheibenschäden, Zirkulationsstörungen und Bluthochdruck. Mit Hochdruck propagieren Meiers das Schwefelberg-Bad (»gediegene Hotel-Ambiance, keine Klinik-Atmosphäre«) aber nicht nur als Gesundbrunnen, sondern auch als Jungbrunnen und betonen, dass ihre Zelltherapie nach Prof. Niehans, die Behandlung mit lyophilisierten Zellen, absolut keimfrei und risikolos sei. »Man kann dem Leben nicht mehr Jahre, aber den Jahren mehr Leben geben«, schreiben sie in einem Prospekt und preisen ganz speziell die Lage des be-

40

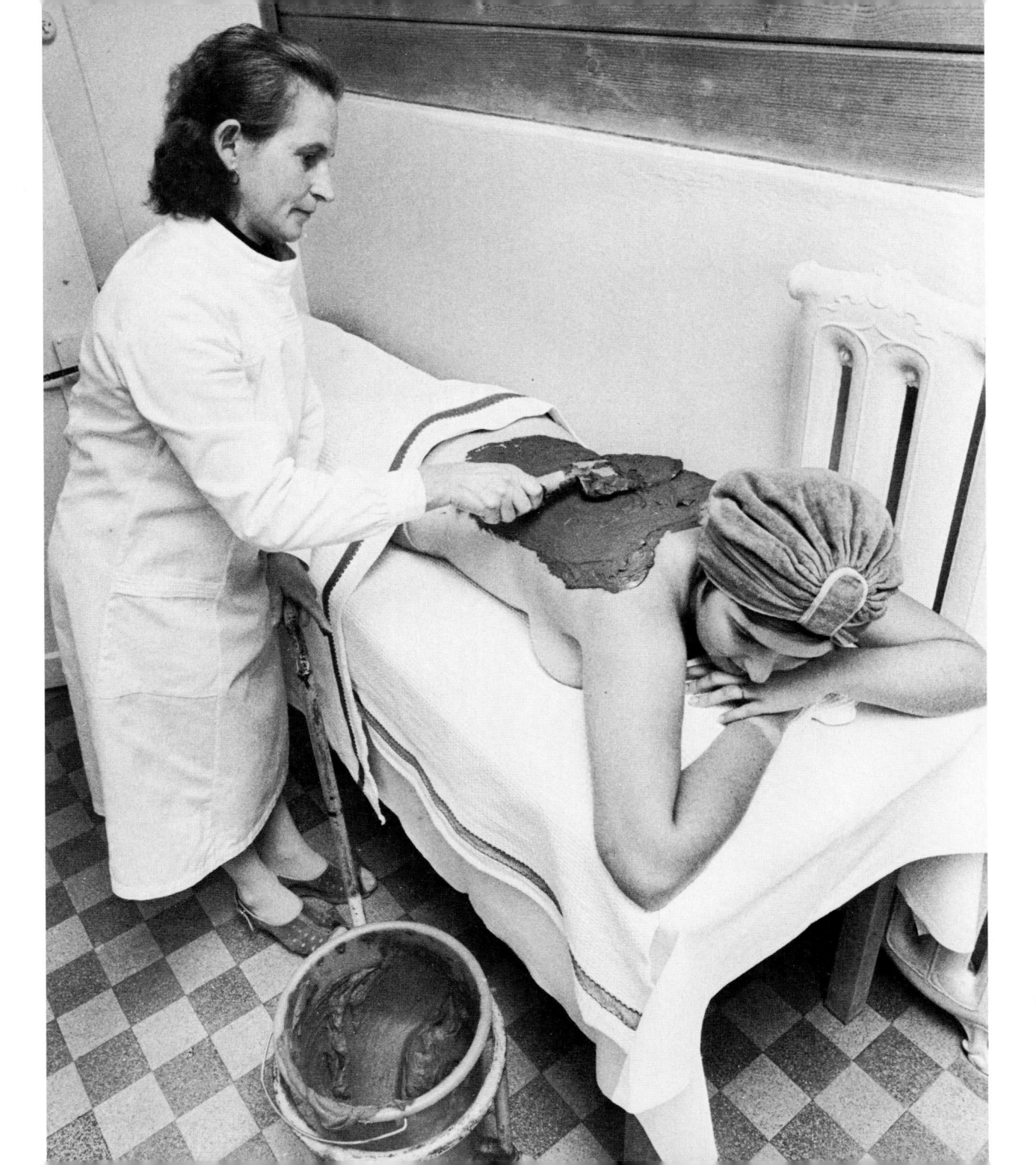

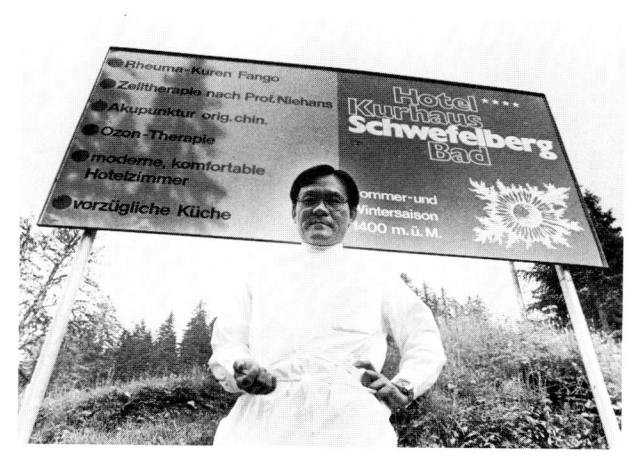

Der schweigsame, aber offenbar versierte Schwefelberg-Bad-»Döktu«: Dr. med. F. Hsu aus Taiwan.

Heilsame Nadelstiche: Dr. Hsu ist auch ein anerkannter Fachmann für Akupunktur.

reits 1561 urkundlich erwähnten Schwefelberg-Bades »in der Stille und Abgeschiedenheit einer voralpinen Bergwelt mit ihren besonderen klimatischen Eigenschaften und einer sauerstoffreichen Alpenluft«. Und in der Tat: Wenn das Militär nicht bisweilen brutal in diese wundervolle Stille des bekannten Berner Naherholungsgebietes hineinpoltern würde, wäre diese recht einladende Selbstdarstellung der initiativen Schwefelberg-Meiers gar nicht nennenswert übertrieben. Das Schwefelberg-Bad (neben dem Kurhaus Lenk i.S. das einzige Berner Mitglied des Schweizerischen Bäderverbandes) vermag ohne Zweifel vielen vieles zu geben. Vom grauschwarzen Natur-Fango bis zur fast ein bisschen geheimnisvollen Schweigsamkeit des Dr. Hsu aus Taiwan.

Schwefelberg-Bad: Wo man auch heute noch gut aufgehoben ist und betreut wird.

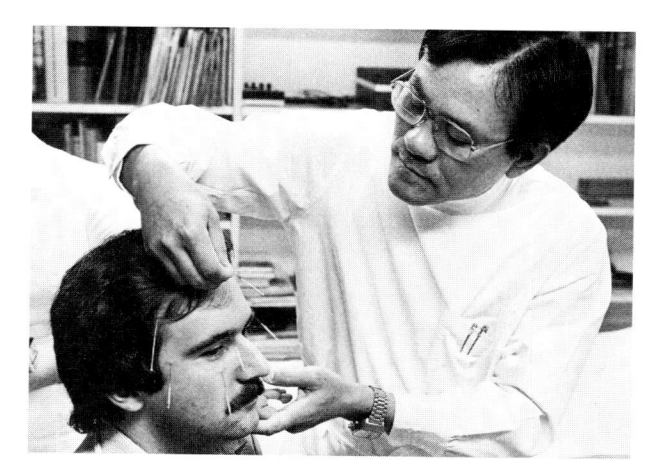

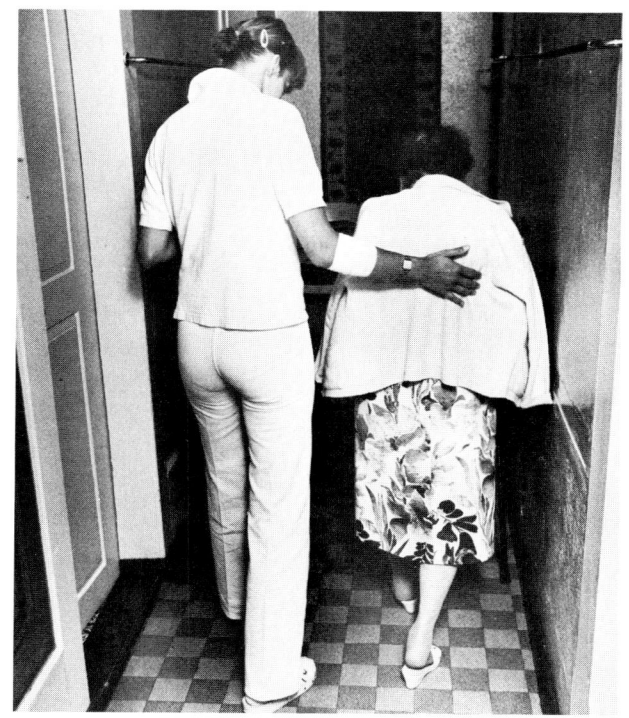

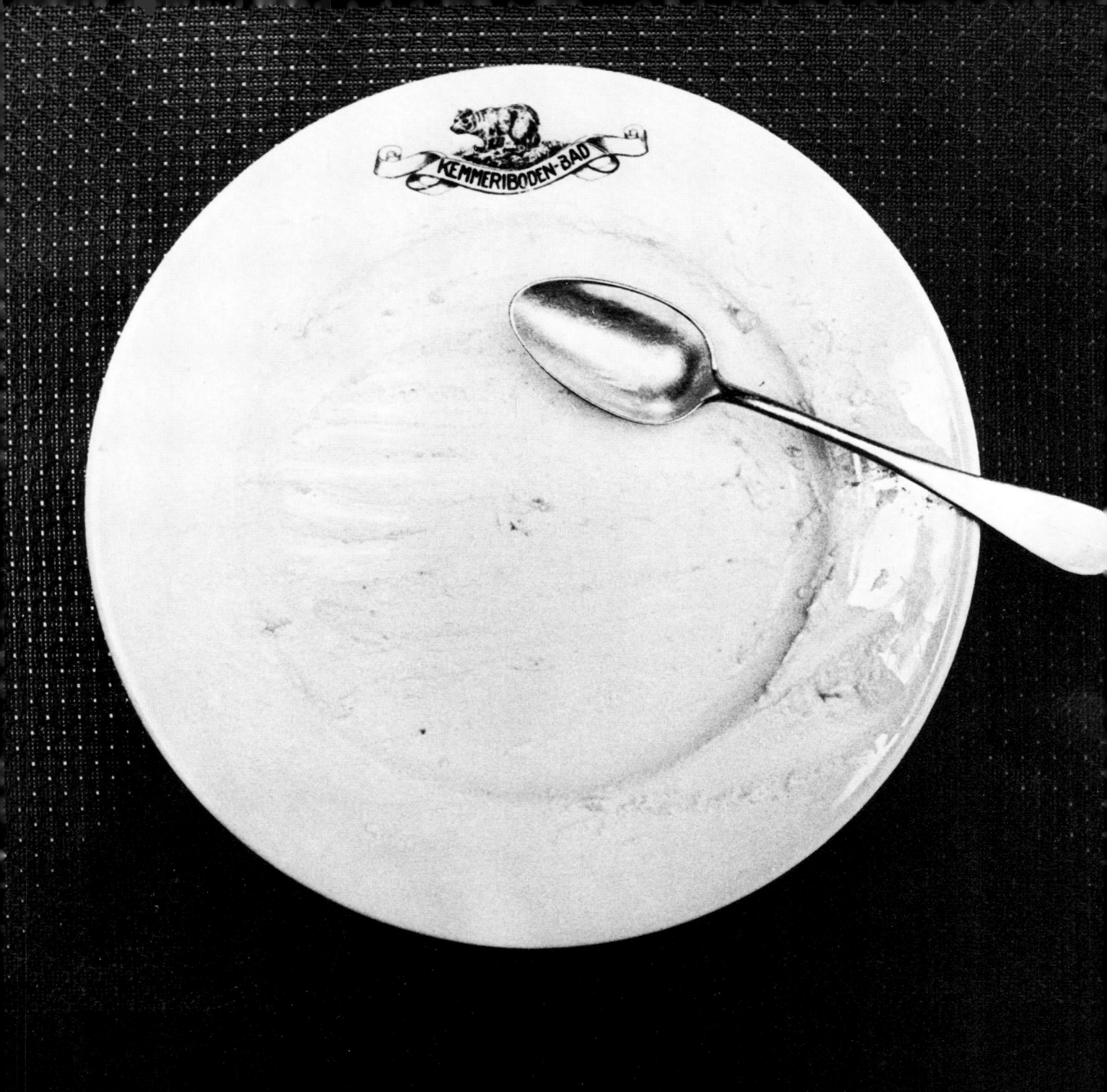

DAS KEMMERIBODEN-BAD
Wo das Badevergnügen vornehmlich »durch den Magen« geht

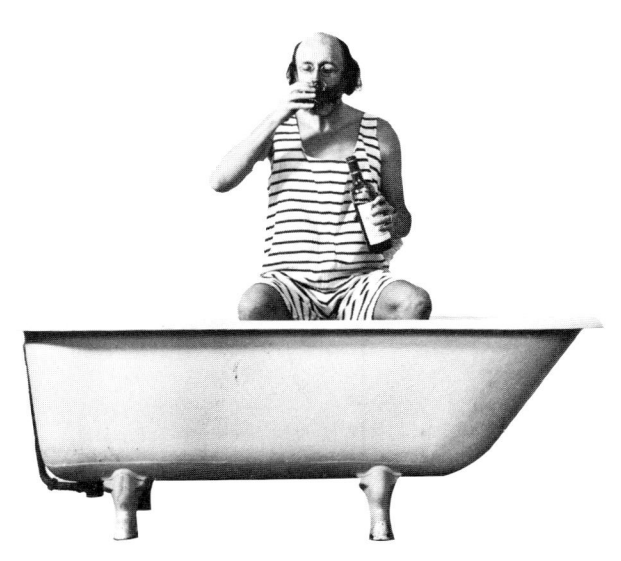

»Fernab von der staubigen Landstrasse« erreichte man das Kemmeriboden-Bad früher über einen einfachen Steg, der im abgelegenen Tal zwischen Hohgant und Schybegütsch, in einem lichten Wäldchen, über die Emme führte. Und »umgeben von Bergwald und Alpweiden in idyllisch-stillem Tale« traf man in der Abgeschiedenheit des weitherum bekannten Badwirtshauses bisweilen ein »sorglos ungezwungenes Alpenleben« an. Heutzutage wird im Kemmeriboden-Bad in erster Linie – nicht eben der schlanken Linie zuliebe – sorglos und ungezwungen gegessen.

Das Kemmeriboden-Bad ist eines der bekanntesten Emmentaler »Frässbedli«: Nicht die zum Teil neu renovierten Badstuben, sondern üppige Berner Platten und die schon fast legendären Kemmeriboden-Bad-Meringues üben heute die grösste Anziehungskraft aus. »Bei schönem Wetter«, sagt Kemmeriboden-Wirt Heiner Invernizzi, »kommen pro Nachmittag durchschnittlich so zwei bis drei Autocars zu uns, so dass an guten Tagen eine recht ansehnliche Zahl von Meringues verzehrt werden.«

Leere Teller, volle Bäuche: Das Kemmeriboden-Bad ist eines der bekanntesten Emmentaler »Frässbedli«.

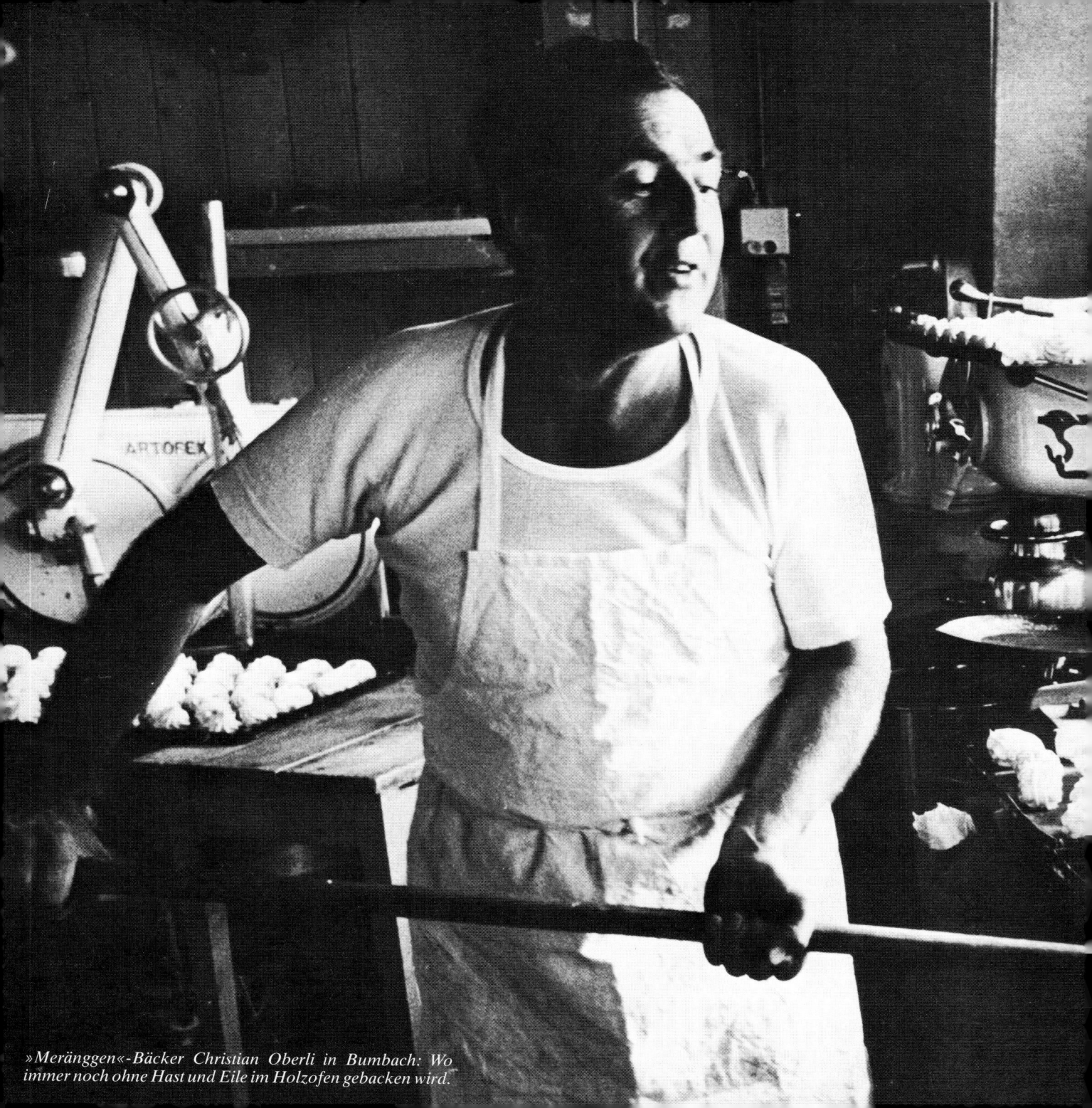

»Meränggen«-Bäcker Christian Oberli in Bumbach: Wo immer noch ohne Hast und Eile im Holzofen gebacken wird.

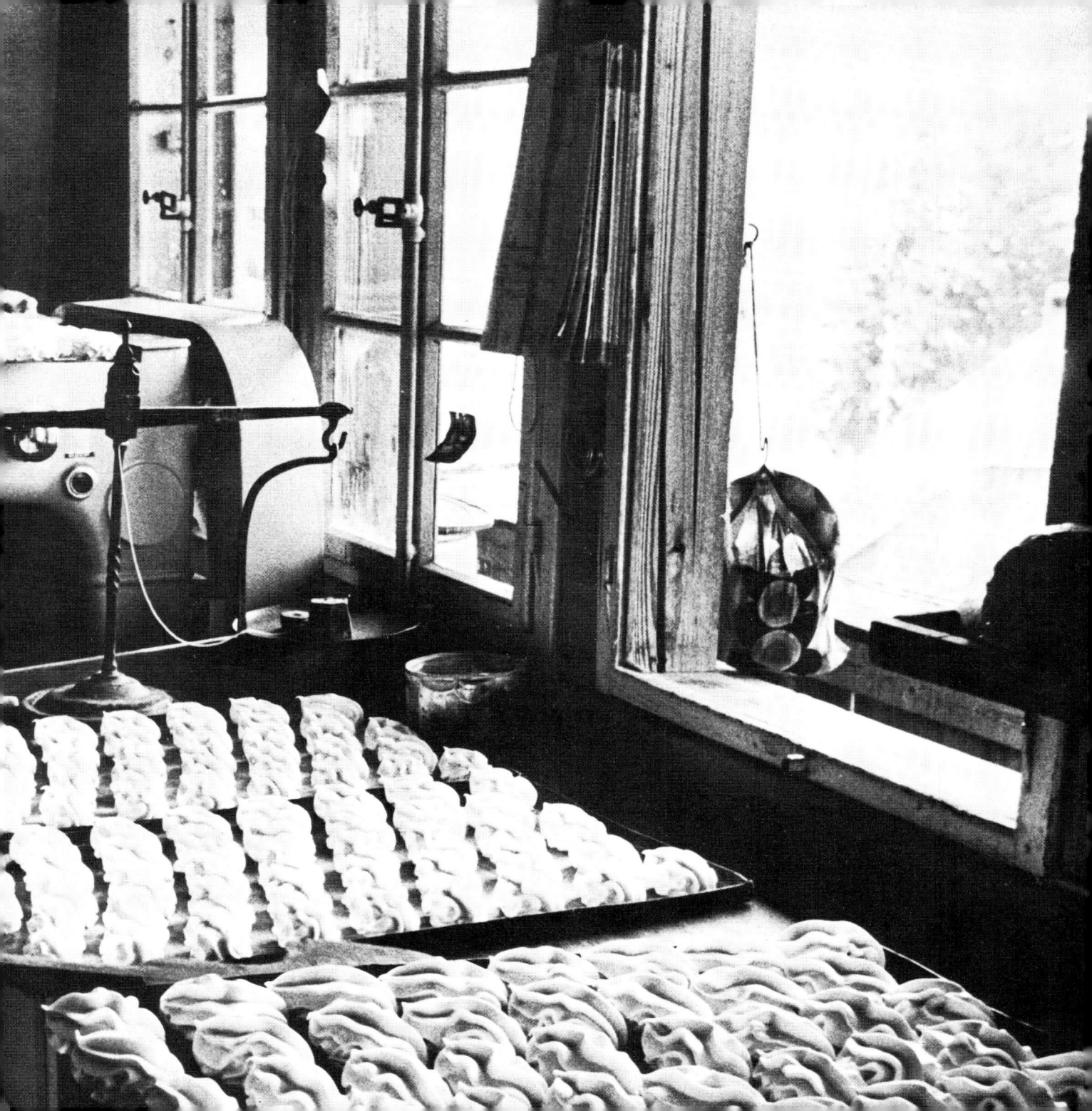

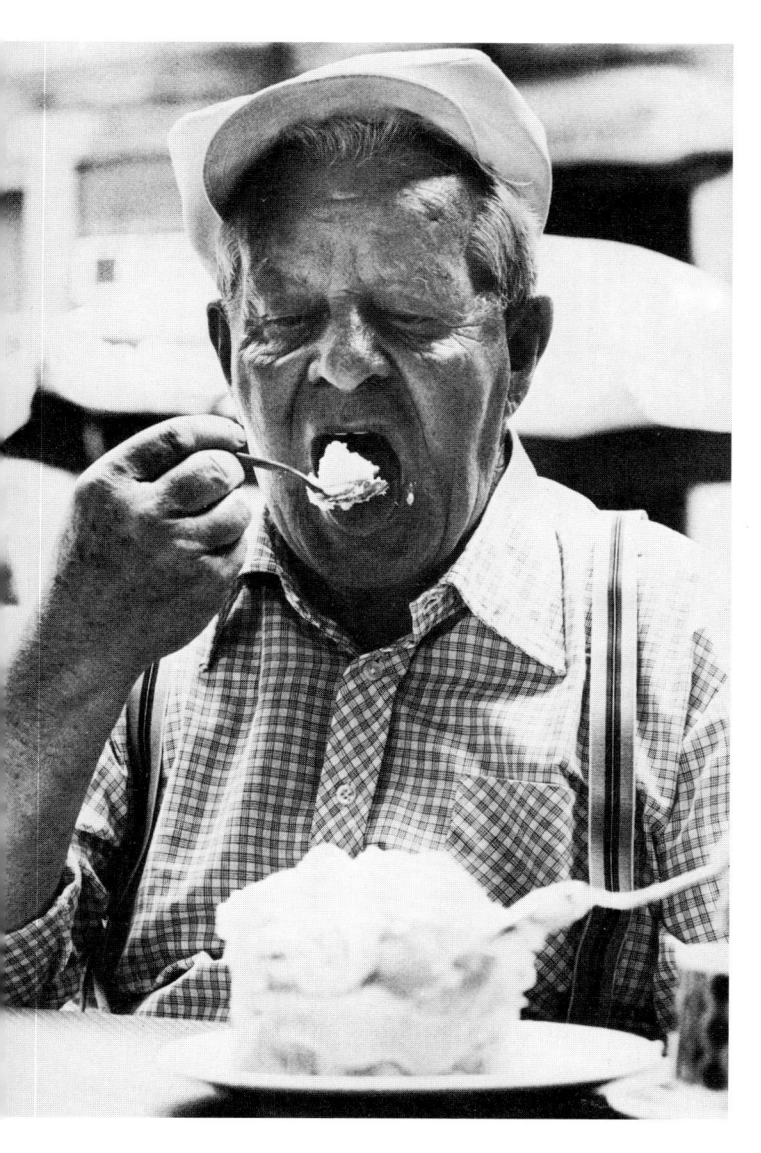

Wo das heutige Badevergnügen vornehmlich (via Mund) durch den Magen geht...

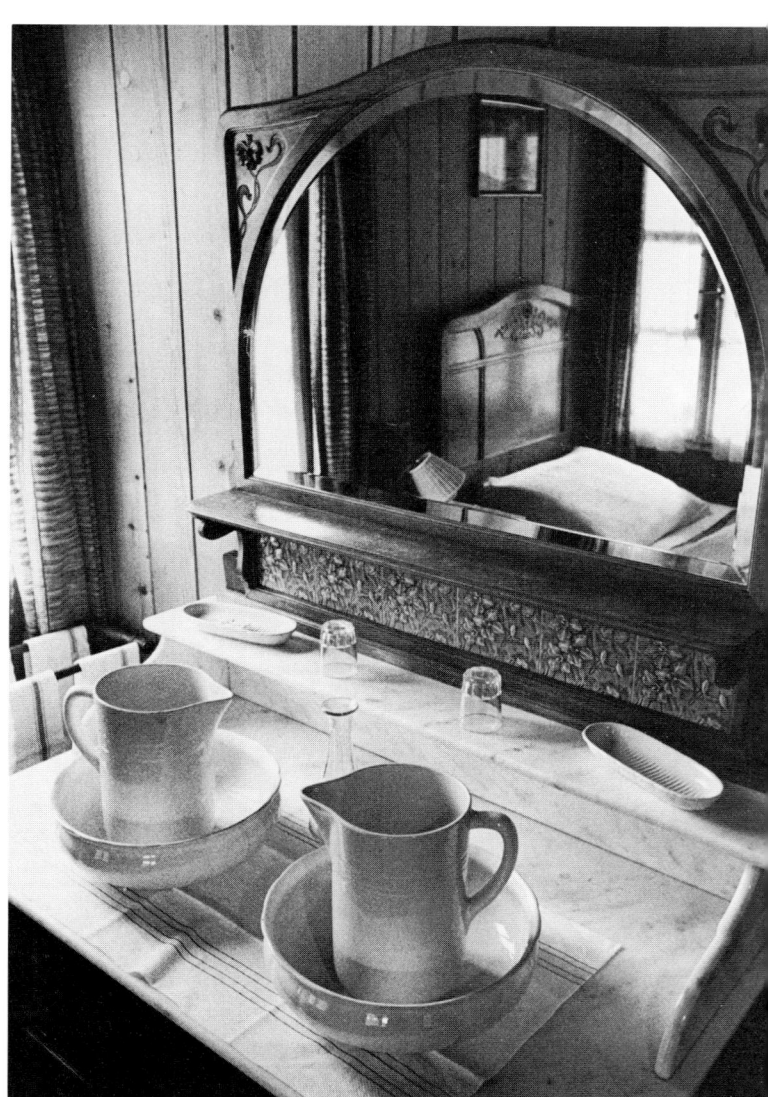

Es kann immer noch gebadet werden: Auch ein neues Vergnügen, in den alten Kemmeriboden-Bad-Zimmern zu logieren.

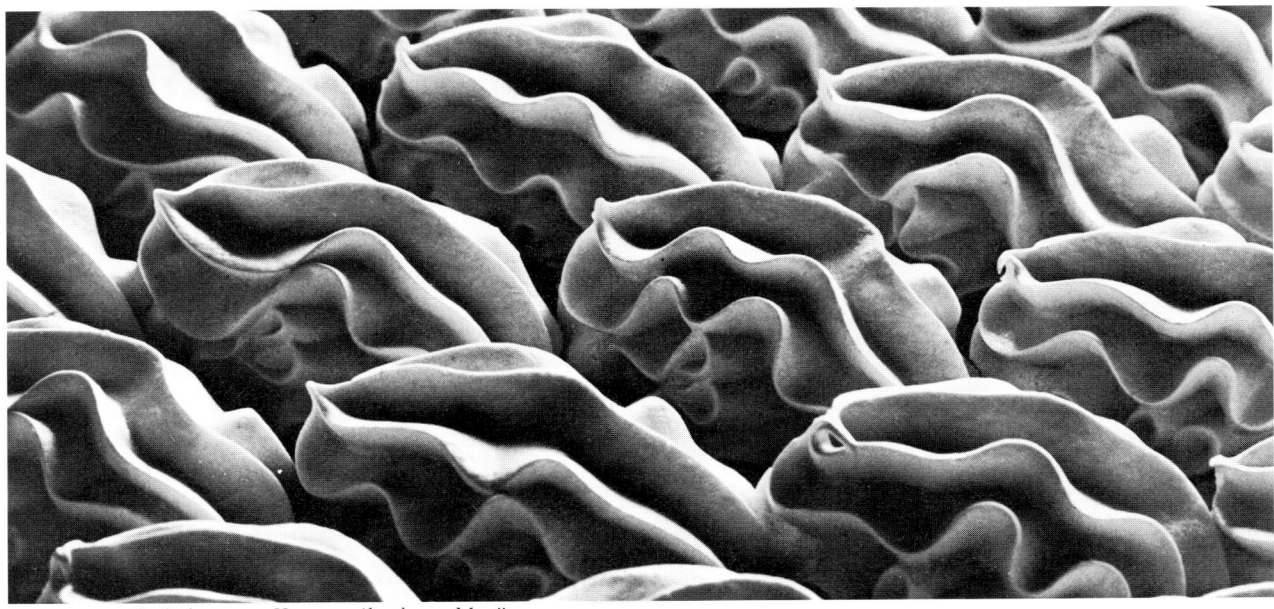

Die ungewöhnlich guten Kemmeriboden-»Meränggen«.

Lieferant der süssen Spezialität ist übrigens der Familienbetrieb Oberli in Bumbach, wo in der Bäckerei Stein »Meringues Schalen zart und fein« angepriesen werden. Frau Oberli berichtet stolz, dass sie bis vor kurzem – als die PTT noch »Fragile«-Päckli spedierte – die halbe Schweiz beliefert und hie und da sogar bis nach Amerika »Merängge« (wie sie zu sagen und zu schreiben pflegt) geschickt habe. Heute holen die Kunden ihre Oberli-Meränggen in Bumbach selber ab. »Ein Wirt aus dem Oberland«, sagt Frau Oberli, »holt jeweils so 700 gleichzeitig. Denn schliesslich sind unsere Meränggen gut ein Jahr lang haltbar.« Christian Oberli hat jetzt zwar auch einen elektrischen Backofen, aber die Merängge-Schalen werden wie bei Christian Oberli senior seit etwa 1930 ohne Hast und Eile im Holzbackofen gebacken. »Mit erligem Holz«, wie er sagt, »das wir hinter dem Hohgant hervorholen.«

Kemmeriboden-Bad-Wirt Invernizzi ist einer von Oberlis Hauptkunden. Die Gäste wissen das zu schätzen und zwar (trotz einiger Bedenken) eigentlich nicht ungern, wenn sie das Vergnügen haben, mit Oberli-Meränggen sündigen zu können. Und bei allen Kemmeriboden-Bad-Schlemmereien haben sie ja die beruhigende Gewissheit, dass man in den Badstuben rechts hinter der Gartenwirtschaft dereinst auch baden und den übergewichtigen Körper im gesunden Wasser wieder entschlacken könnte. Doch vorerst scheinen sie es zu geniessen, dass das Kemmeriboden-Badevergnügen heutzutage vornehmlich einmal »durch den Magen« geht.

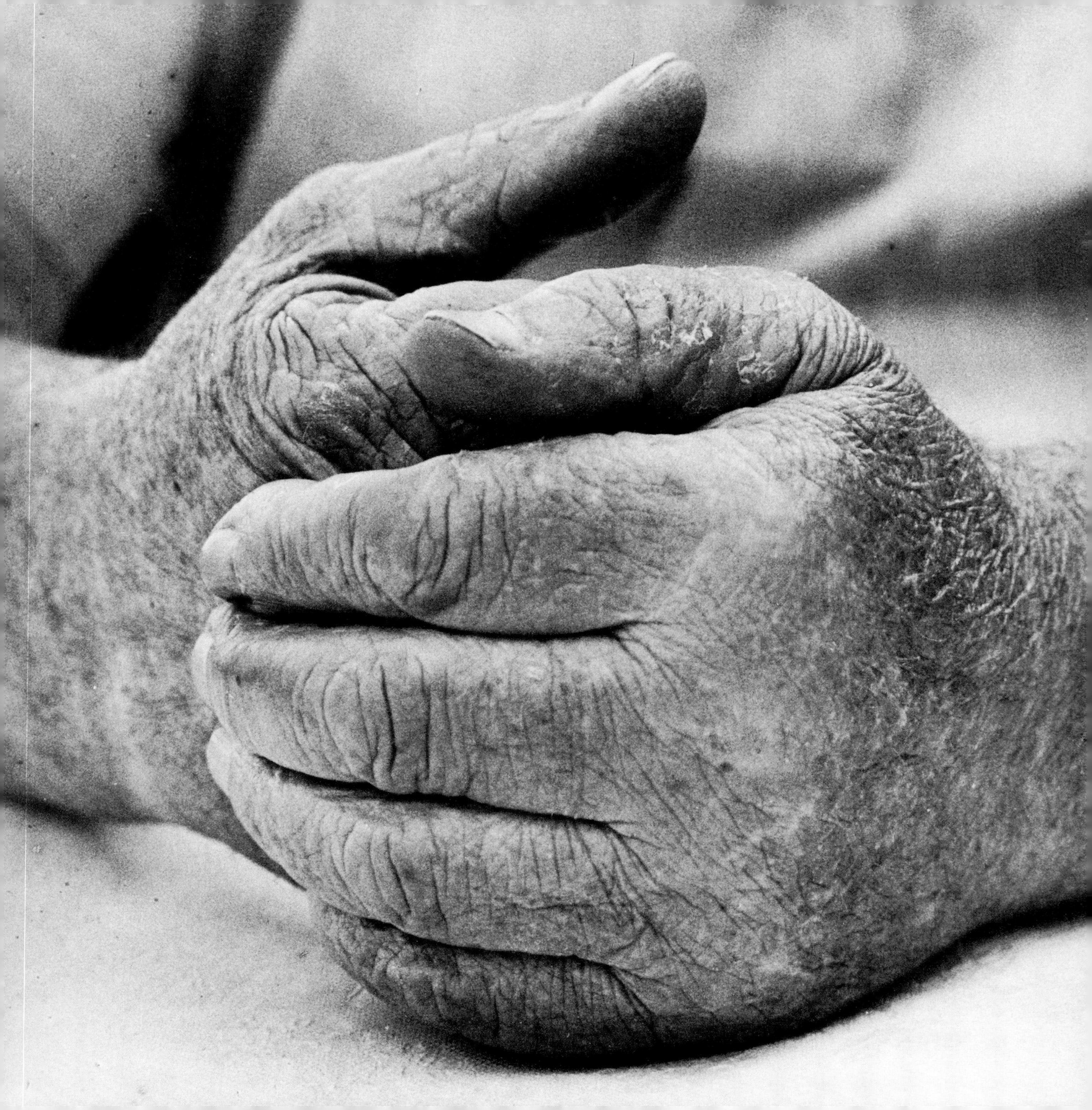

DAS RÜTTIHUBEL-BAD

Wo Ernst Blatter mit seinem »z'Bode gwärcheten« Körper immer noch herzlich willkommen ist

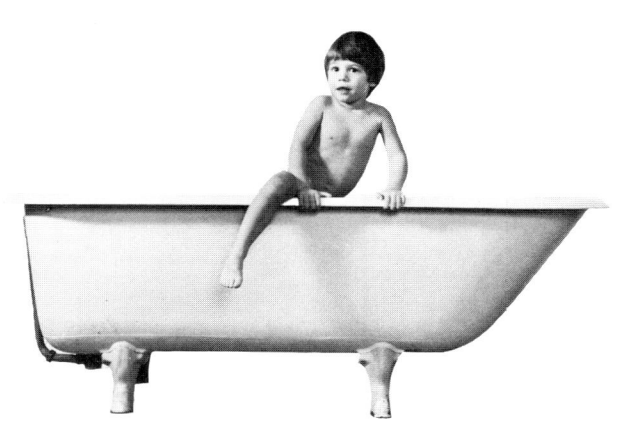

Er wohnte immer in der Dépendance mit dem schönen Namen »Sans Souci«. Sans Souci: Das hiesse eigentlich »ohne Sorgen«. So sorgenlos waren Ernst Blatters Kur-Aufenthalte im Rüttihubel-Bad bei Enggistein allerdings nicht. Im Gegenteil. Ernst Blatter, Jahrgang 1905, mit schwerer Arthrose und »eigentlich total verrissenem Becken« suchte im heilenden Badwasser des seit 1779 bekannten »Bedlis« bloss Linderung von seinen Schmerzen. »Es hat vorübergehend schon gut getan«, erinnert er sich. Doch die qualvollen Schmerzen sind geblieben, schwere Operationen und lange Spitalaufenthalte haben keine Heilung gebracht. Ernst Blatter, der sich mit harter Arbeit als Walzer im Gerlafinger Eisenwerk in 35 Jahren »z'Bode gwärchet het«, war der letzte Kurgast im alten Rüttihubel-Bad. Zur Arthrose sind Herzbeschwerden hinzugekommen, der Arzt verbot ihm weitere Badekuren. Und nach ihm kam niemand mehr, der in den altehrwürdigen Badewannen Heilung, Linderung oder Erquickung suchen wollte. Nach Blatter hat die genau zwei Jahrhunderte alte Bade-Tradition auf dem Rüttihubel vorderhand aufgehört zu existieren. »Für Ernst Blatter«, sagen die Wirtsleute Schüpbach aber immerhin, »wird es bei uns immer ein Plätzchen haben.« Und Ernst Blatter, der sich im Bad Nummer 2 mühsam auf den Wannenrand setzt (»Hie hani immer badet«) stellt die Krücken beiseite und sinniert: »Hie, ja hie bin i immer deheime gsii.«

»Dernäbe die verruckti Frässerei«

In einer 1899 erschienen Schrift war auch schon von dieser häuslichen Behaglichkeit im Rütti-

Hände eines Menschen, der ein Leben lang hart gearbeitet hat.

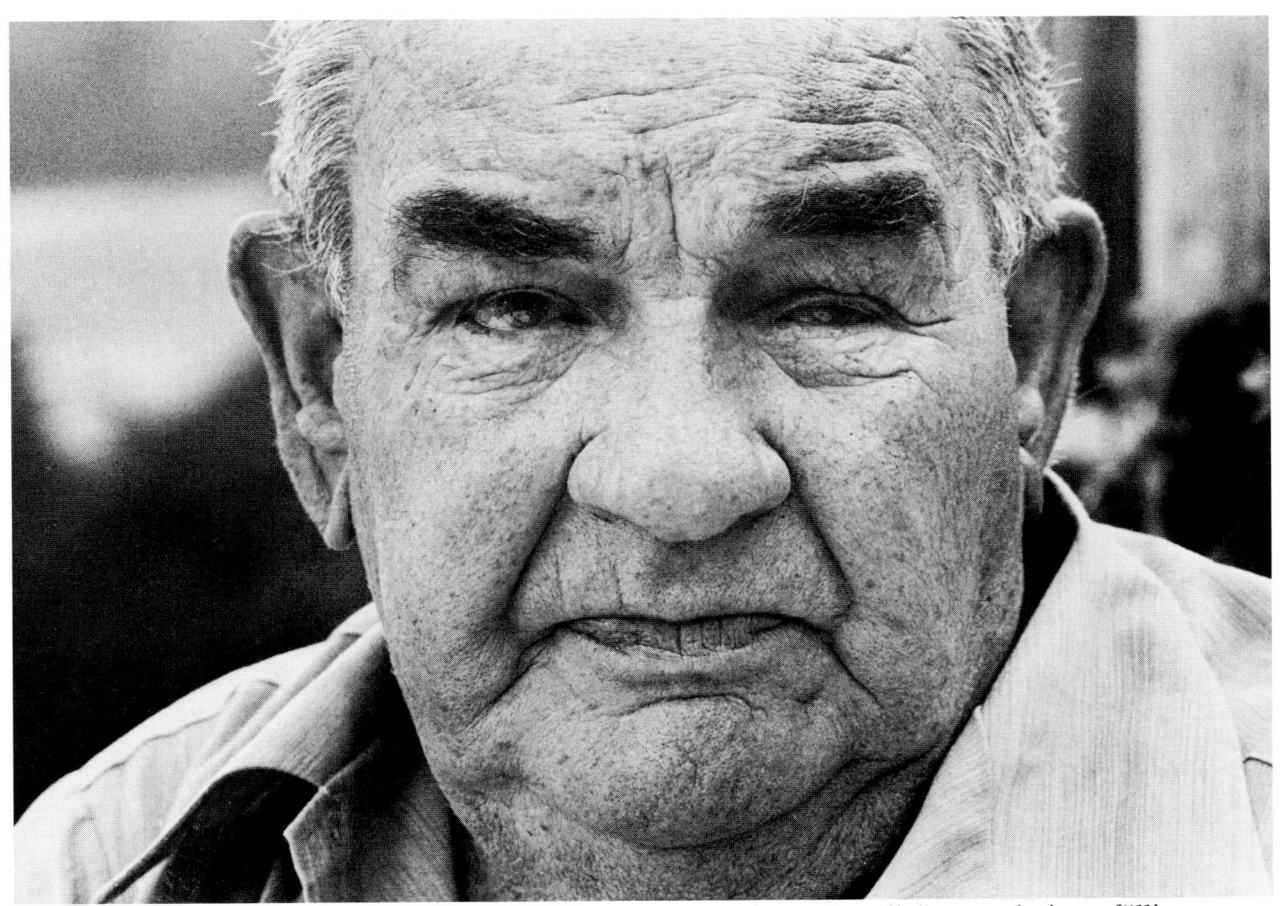

Der letzte Rüttihubel-Bad-Kurgast Ernst Blatter.

hubel-Bad die Rede: »Die Einrichtungen der Kuranstalt sind zwar einfach, jedoch bequem und entsprechen ihrem Zwecke, sowie den sanitarischen Anforderungen vollständig. Während das Luxusleben in den Bädern von dem eigentlichen Zwecke der Kurorte, grosse Heilanstalten zu bilden, vielfach überboten wird, herrschen auf dem Rüttihubel häusliche Behaglichkeit, angenehmes Landleben und ein gefälliger, ungezwungener Ton vor. Die Leitung der Kuranstalt besorgt die Familie Schüpbach selbst, welche stets bestrebt ist, dem Rüttihubelbade in erster Linie den Charakter eines gemütlichen Heims zu wahren, es zu einer anmutigen Stätte der Erholung und des Wohlbefindens zu gestalten«. Auch viele Jahrzehnte später war diese häusliche Behaglichkeit – wie Ernst Blatter berichtet – immer noch zu spüren. Die alte Frau

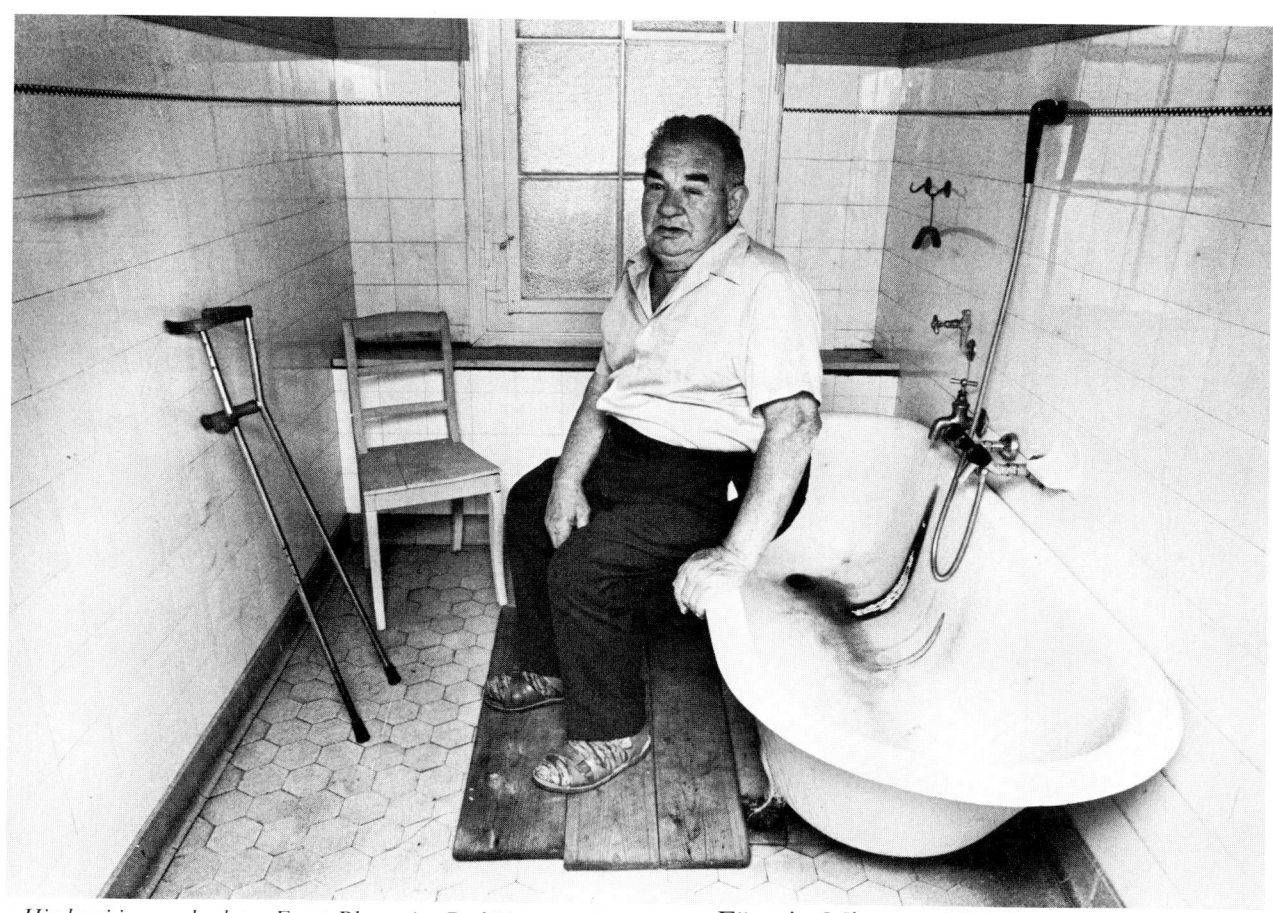

»Hie hani immer badet«: Ernst Blatter im Bad Nummer 2.

Schüpbach sei zwar eine rabiate, aber eine gute Wirtin gewesen. »Am Morge früeh vor de Achte«, habe sie jeweils gesagt, »söll mer de niemmer um d'Hütte ume schlaarppe.« Mit dem Badebetrieb habe man deshalb erst nach 10 Uhr begonnen, und nach dem Mittagessen (»der bekannte, verruckte Frässerei«) sei in Hülle und Fülle Zeit für erholsame Mussestunden gewesen: Für ein Mittagsschläfchen, für einen Spaziergang oder für einen gemütlichen Jass. Und nach jeder vierzehntägigen Kur fühlte sich Ernst Blatter viel, viel besser und viel, viel leichter: »I ha scho 108 Kilo gmacht, woni vor RS heicho bi. Itz macheni hundertzwänzgi. Aber nach jeder Kur bini viel liechter gsii und viel besser gloffe.« Die »erdig-salinische Eisenquelle von beachtenswerter Heilkraft« hatte also auch beim letzten Rüttihubel-Kurgast seine Wirkung nicht

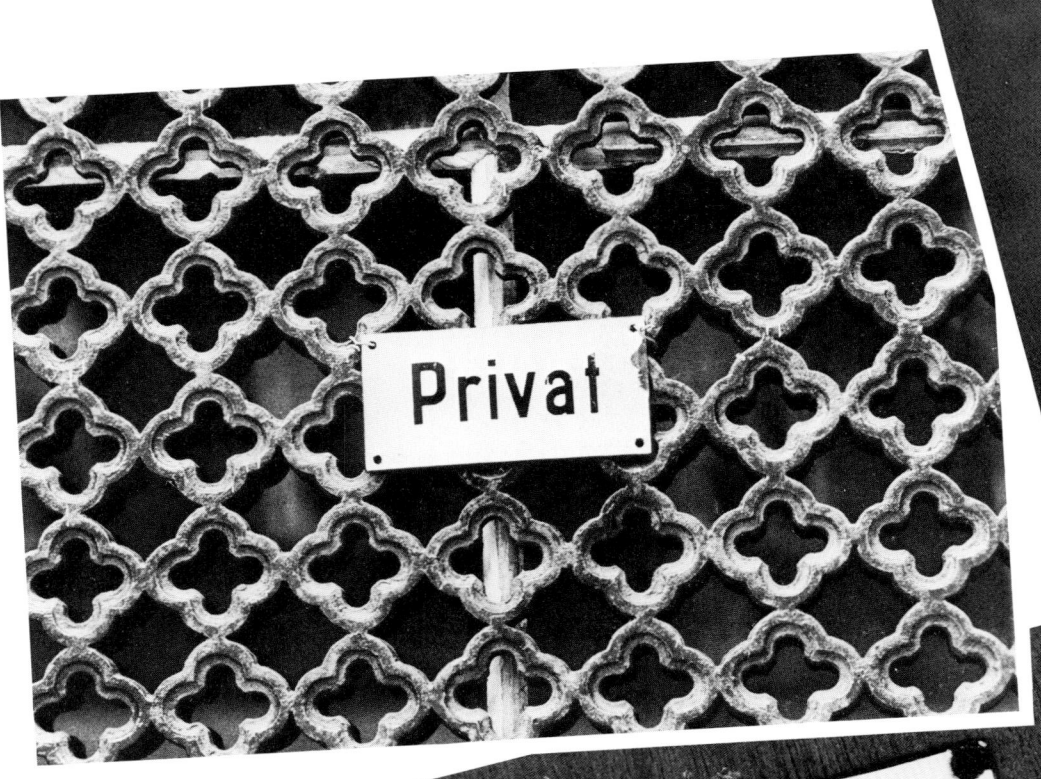

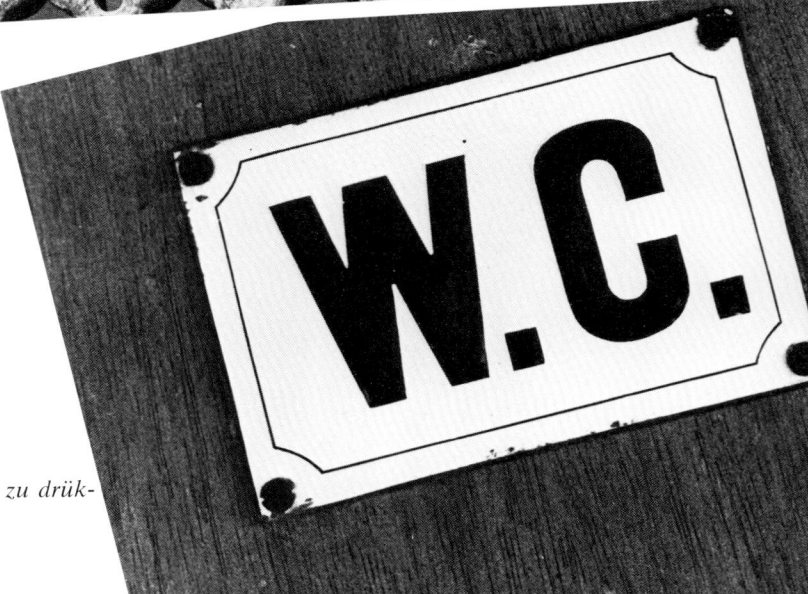

Man wird gebeten, in Zukunft »bitte nicht mehr zu drücken«.

Bitte zu drücken

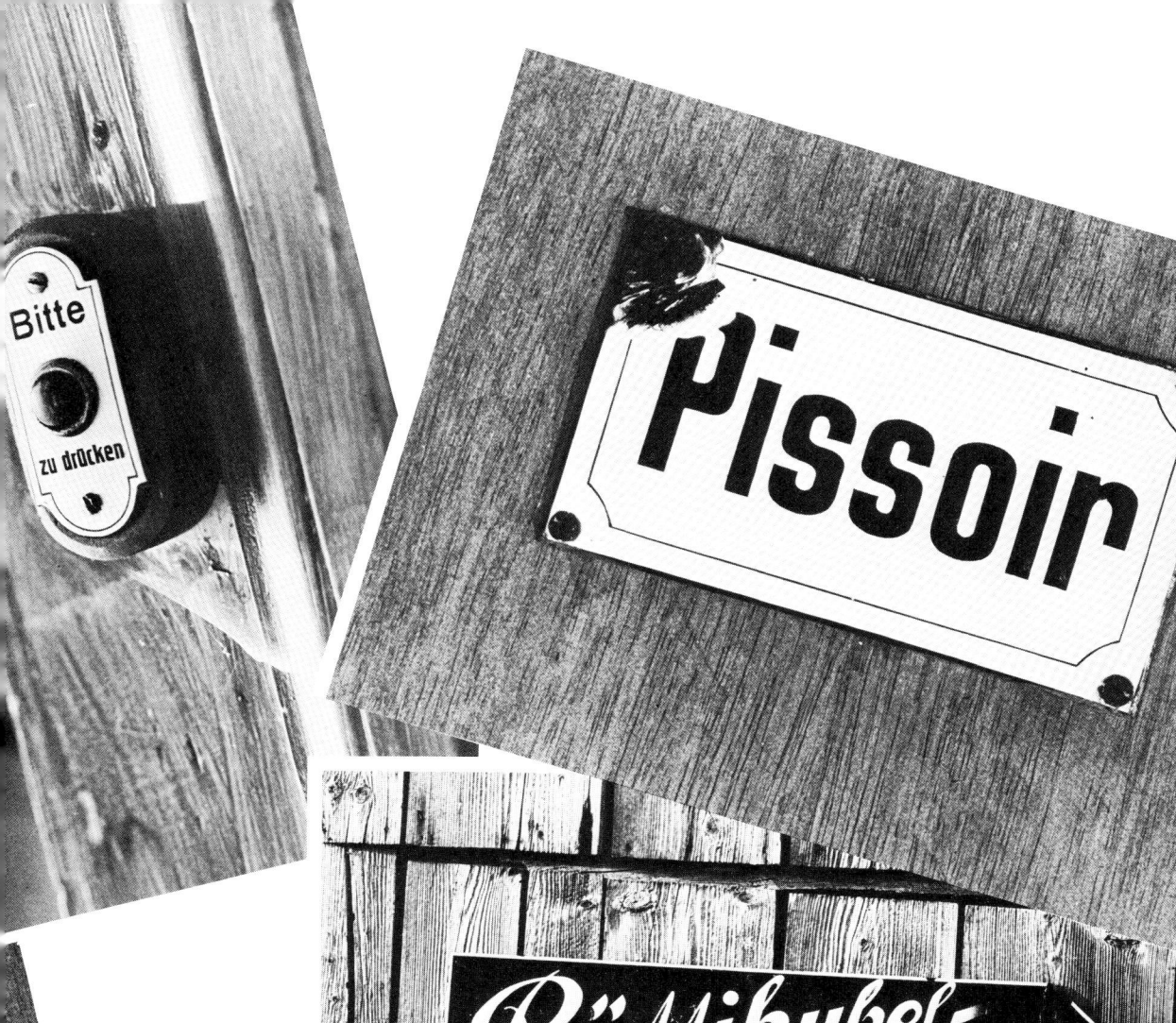

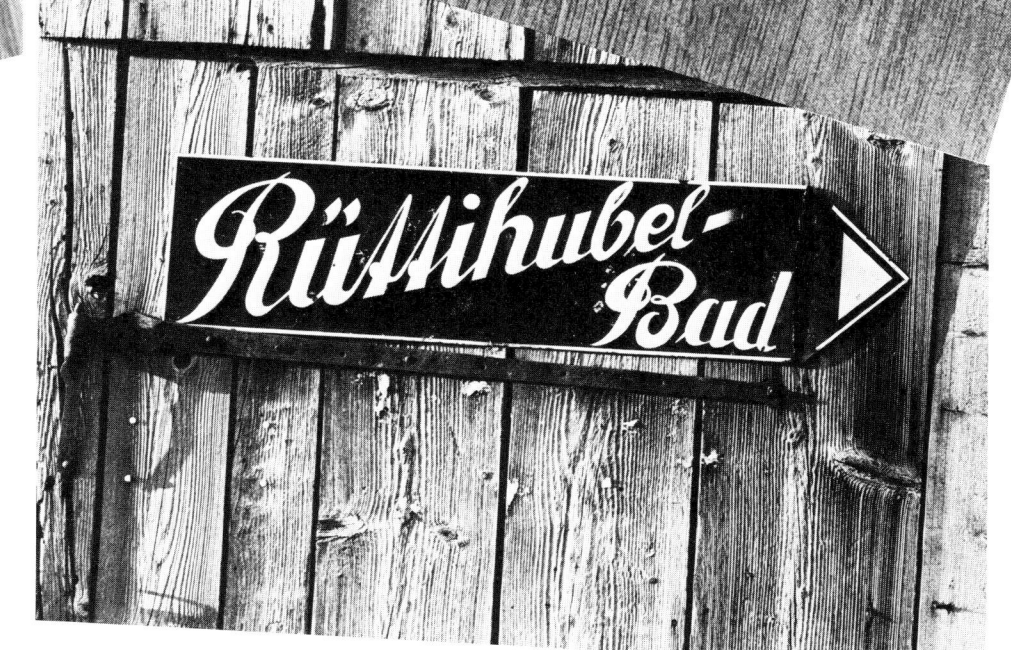

Pissoir

Rüttihubel-Bad

RECHNUNG für Tit. Herren Hauderli v. Bern

von Wittwe Schüpbach Badwirthin
auf dem Rütihubel.

Vom 28ten July bis und mit dem 6ten August 1877

		Fr.	Rp.
9	Frühstück, 7 à Ct. 45 & 2 à 1.70	4	55
9	Mittagessen und Abendsuppen à f. 1.80	16	20
	Abendtrinken, Milch	—	40
10	Tag 1 Zimmer zu f. 1.20	12	—
	Licht	—	20
5	Bad oder Douche à Ct. 50	2	50
5	Badmäntel à Ct. 5	—	25
1	Fahrt	2	—
	Wein		
	Service	—	70
1	Mittagessen u. 3 Kipfel	6	—
	schwarze Kaffee	1	20
	Schinken u. Brod	2	10
	Summe Fr.	48	10

Obigen Betrag dankbar empfangen bescheint
Rütihubel, Pfarrei Walkringen, den 6ten August 1877.
Wr. Wissen Schüpbach

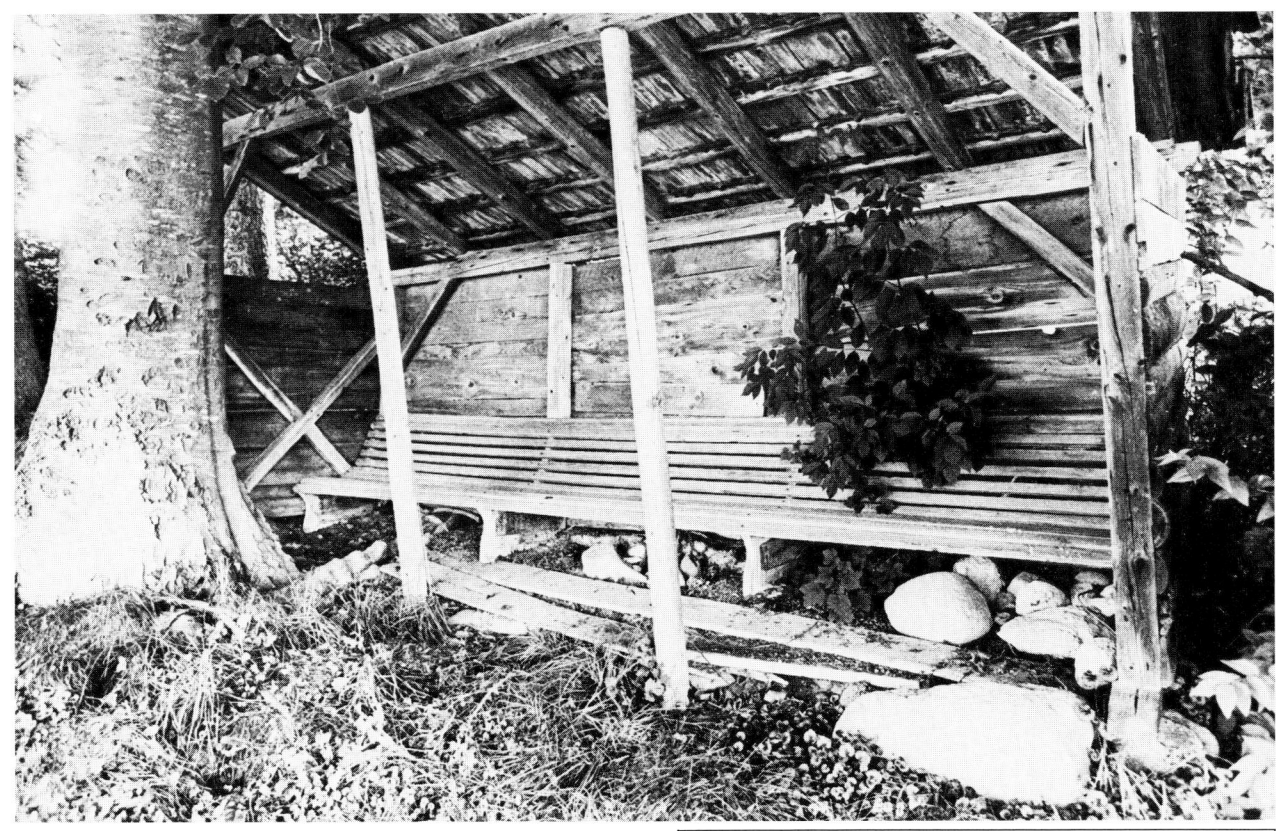

Verfallene Gartenlaube: Niemand will sich hier mehr zur Ruhe setzen.

verfehlt. Sie quillt zwar immer noch, die Quelle, »welche 60 Schritt oberhalb des Gasthauses in einer auf Diluvialschutt liegenden Wiese entspringt«. Und im Kellergeschoss des Gasthauses Rüttihubel-Bad, dort wo die Badezimmer sind, riecht es nach vermodertem Holz und immer noch nach irgendwelchen dieser gesunden Heilwasser-Substanzen. Doch wenn man auf je-

---

Paradies in grünen Auen

Nach dem Rüttihubel zieht's mich immer,
Wie heimelig, wie freundlich ist es dort!
Wer dich besucht, o, der vergisst dich nimmer,
Auf's neue sehnt er sich an diesem Ort,
Ein kleines Paradies in grünen Auen –
Wer möchte das nicht gern und freudig schauen?

(Eintragung des Emmentaler Dichters W. Stalder im Rüttihubel-Gästebuch)

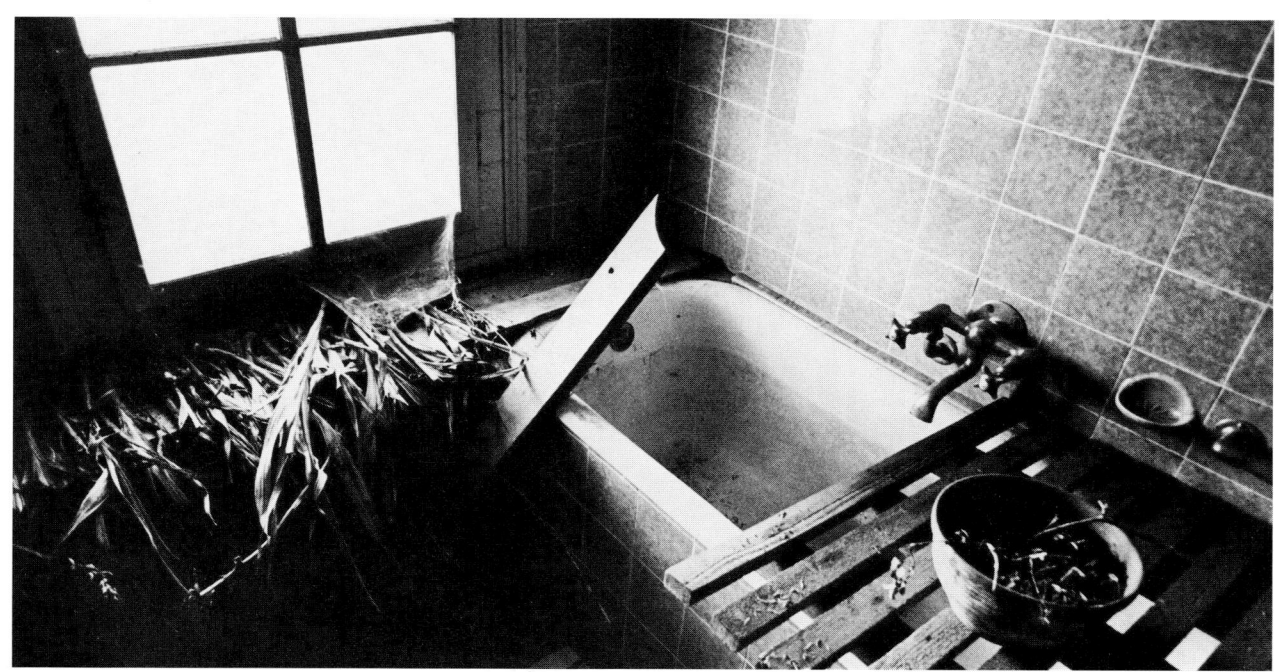

Staub und Spinnweben: Vergangene Bäder-Herrlichkeit. *Nicht Heilung für den »z'Bode gwärcheten« Körper, bloss Linderung der Schmerzen...*

nen Knopf drückt, bei dem es auf einem kleinen Email-Schildchen heisst »Bitte zu drücken«, öffnet sich keine Tür, kein Fenster und kein Guckloch mehr. Ernst Blatter war der Allerletzte, bei dem sich alle Türen und Tore noch öffneten. Seither haben sich Spinnweben breit gemacht und seither hat sich Staub angesetzt. Auf dem Email-Schildchen, wo es heisst »Bitte zu drücken«. Und auf der Kurbad-Vergangenheit des »heimeligen und freundlichen« Rüttihubel-Bades schlechthin. Man wird inskünftig leider gebeten, »bitte nicht mehr zu drücken«.

Oder irgendeinmal in nicht mehr allzu ferner Zukunft vielleicht doch wieder? Denn Peter Schüpbach will den Betrieb nun doch »so schnell und so gut wie möglich« wieder aufmöbeln. Deshalb hat er Ende 1981 zusammen mit seinem aus den USA heimgekehrten Schwager Peter Müller – einem erfahrenen Koch – eine Familien-AG gegründet, die »Umbau und Betrieb des Rüttihubelbades« bezweckt. Es ist deshalb sehr wohl möglich, dass das Bauernbad mit Tradition auch im Bezug auf den Kurbetrieb in naher oder ferner Zukunft eine Renaissance erleben wird. »Wir wollen allerdings«, sagt Peter Schüpbach mit Bestimmtheit, »das Bestehende nicht zu Tode renovieren und nachher auf antik trimmen.«

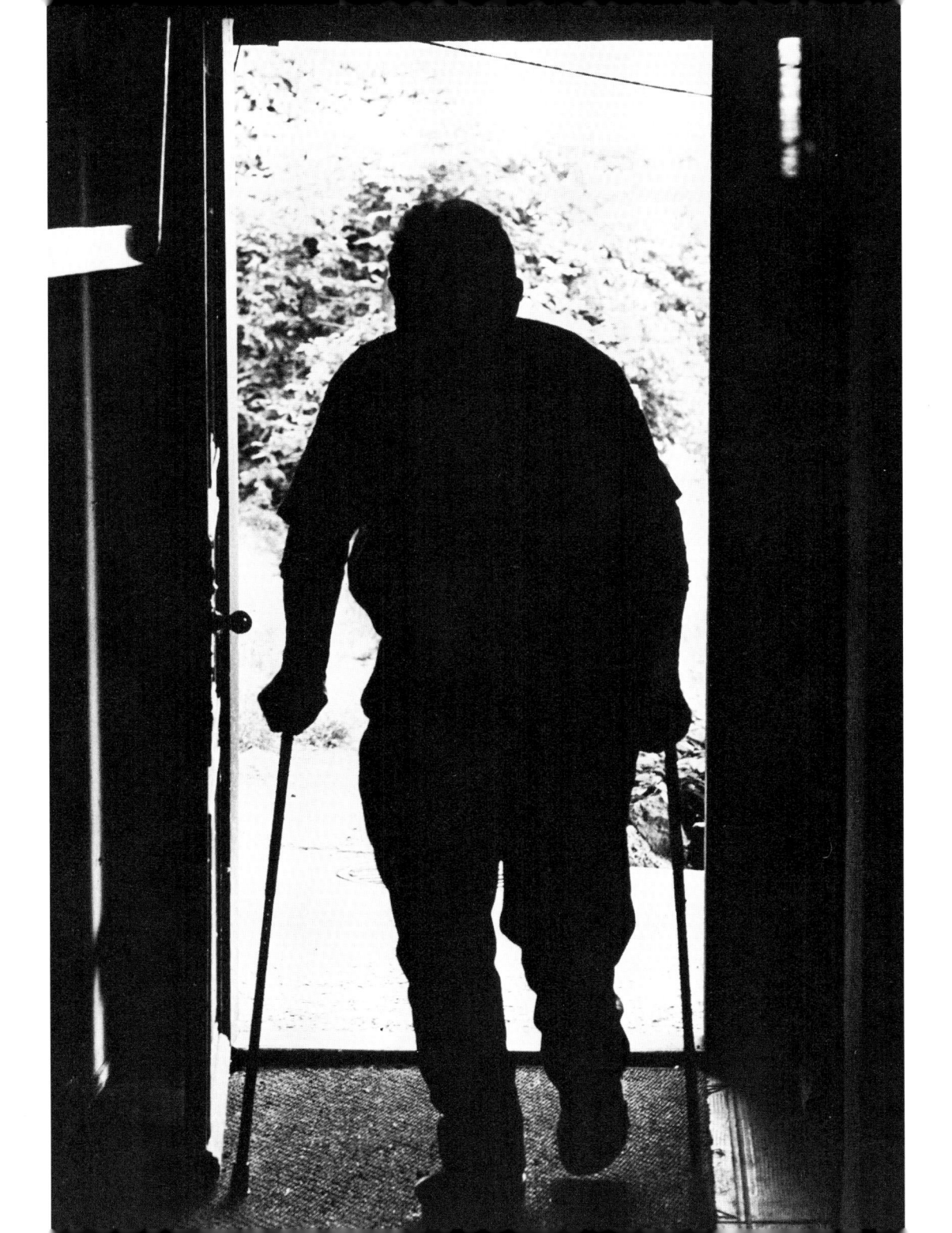

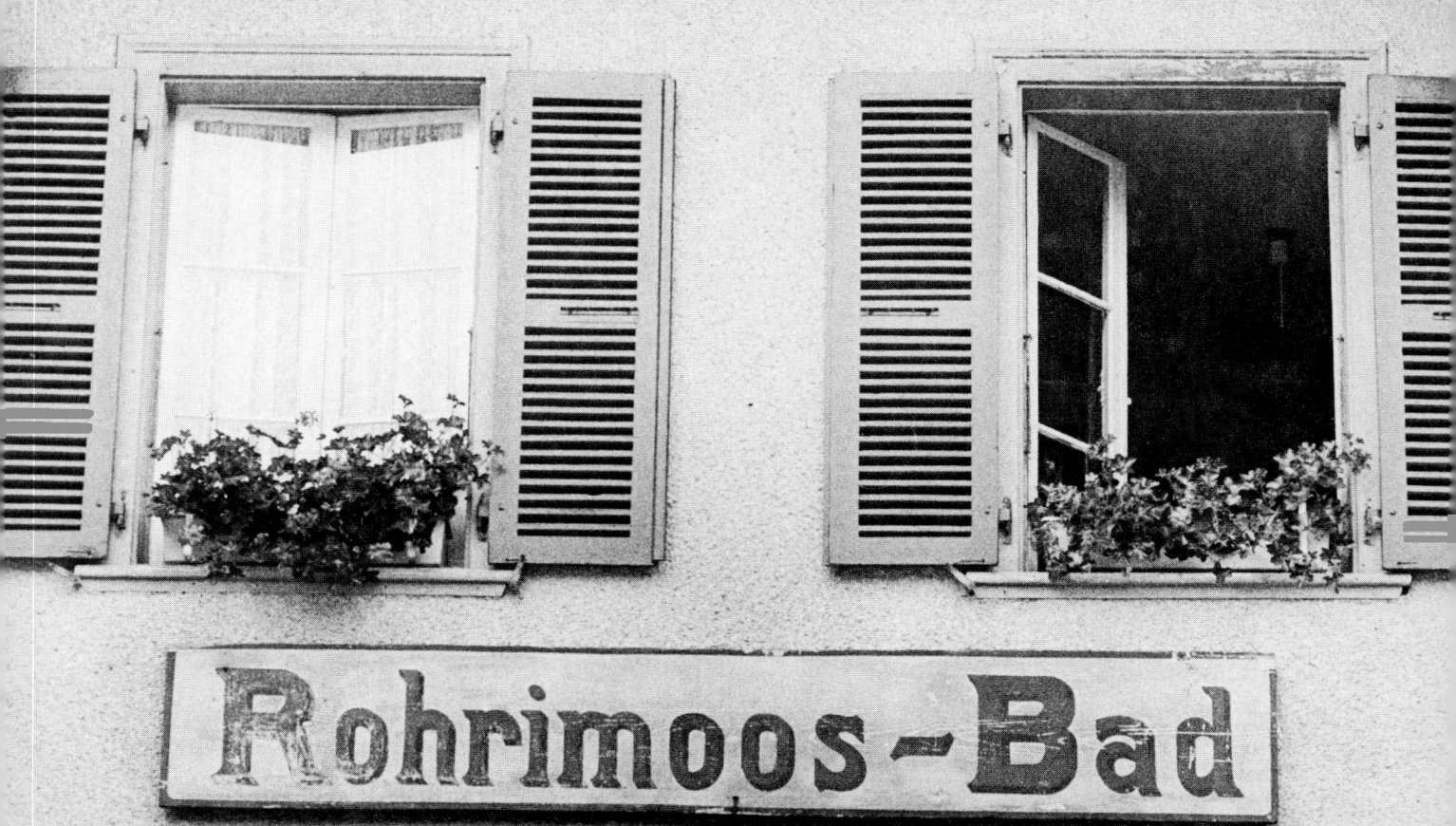

DAS ROHRIMOOS-BAD
Wo man sich immer noch »hundemüde, blutarm und bleich« baden kann

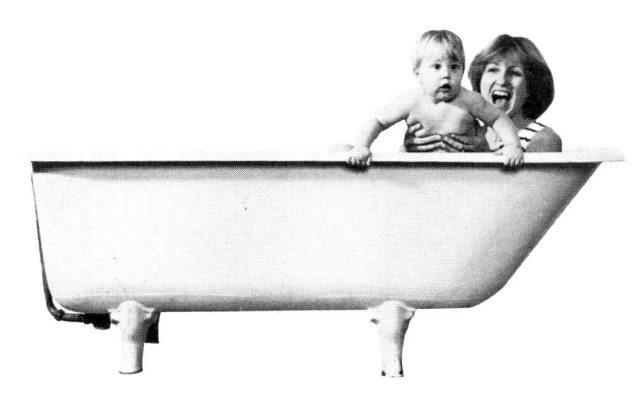

»Unser Wasser ist halt stark eisenhaltig«, hatte uns Frau Blaser, die Rohrimoos-Wirtin, mit Blick auf die uralten, rostrot verfärbten Badewannen entschuldigend gesagt. Das Kellerfenster war angelaufen, im Holzofen knisterte es, von den Leitungen tropfte es kalt herab, das erdige Wasser dampfte. Und rundherum roch es so, wie früher in Grossmutters Waschküche. Frau Blaser hatte zuvor noch gesagt, dass sie heutzutage eigentlich niemandem mehr ein Bad in ihrem Bad zutrauen könne. Dass sie fast Hemmungen habe, dafür noch etwas zu verlangen. Aber das Wasser, das schon seit über 500 Jahren oberhalb der Wirtschaft aus dem Waldboden sprudle, sei halt trotzdem noch gesund und deshalb von etlichen Gästen nach wie vor gefragt. »Viele ältere Leute, die regelmässig zu Kuraufenthalten zu uns ins Rohrimoos gekommen sind«, sagte sie, »sind jetzt zwar gestorben, aber einzelne Stammgäste kommen trotz

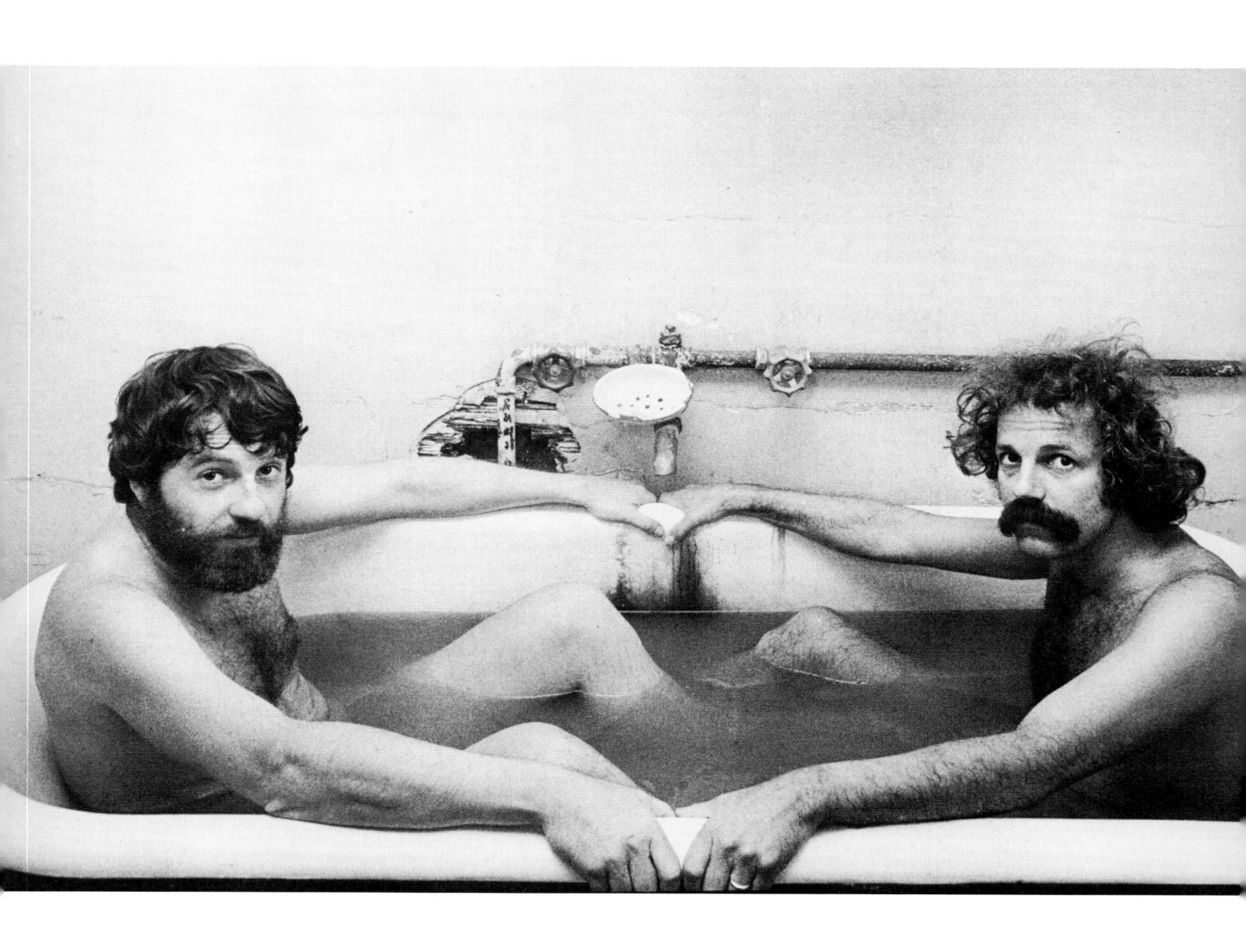

*Bange Frage: Im trüben Rohrimoos-Wasser wirklich keinen
sichtbaren Schaden genommen?*

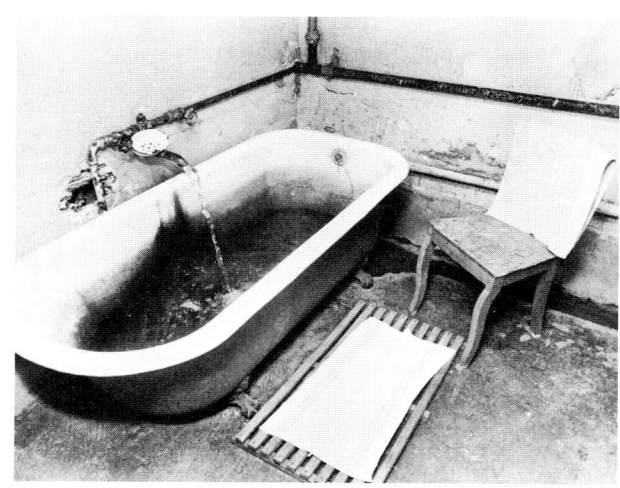

Nicht mehr ganz der allerneuste Komfort: Aber das Wasser ist immer noch »stark eisenhaltig«.

Mit Holz wurde das Badewasser geheizt: Heute ist der Aufwand fast zu gross, um nur noch vereinzelt Bäder aufzuwärmen.

schlechtem Zustand der Bäder immer noch vorbei. Sogar aus dem Ausland. Ich habe schon miterlebt, dass ein Kurgast an den Stöcken hergehumpelt ist und das Rohrimoos nach der Kur von 21 Bädern ohne Stöcke wieder verlassen hat.«

So stiegen wir denn ins Bad um uns in der wohligen Wärme des Rohrimoos-Quellwassers zu erquicken. Und dabei konnten wir fast gar nicht anders, als von der seit Jahrhunderten verbürgten Heilsamkeit des Rohrimoos-Wässerchens überzeugt zu sein. »Die Quelle«, heisst es in einem alten Faltprospekt, »eignet sich ganz vortrefflich zur Heilung bei rheumatischen Schmerzen aller Art, schafft Linderung bei

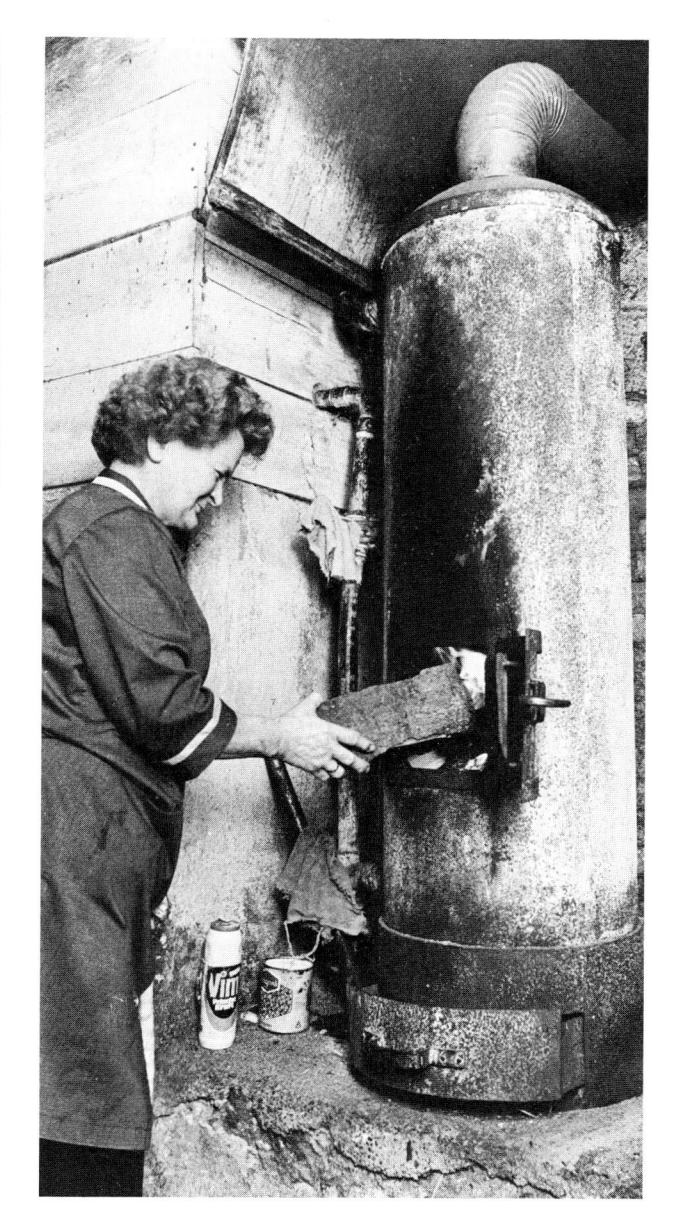

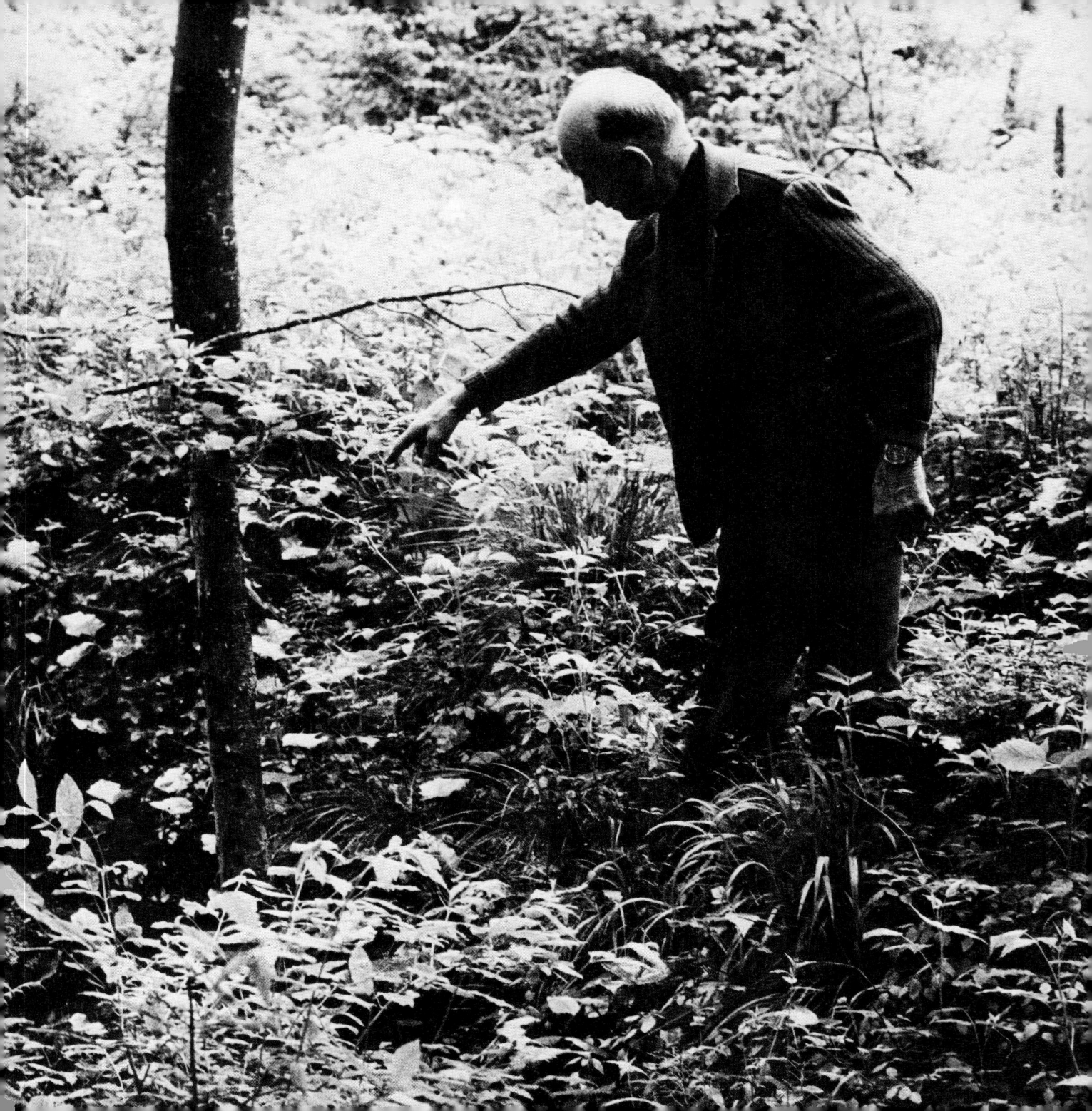

Asthma und Katarrhen der Luftwege, und wirkt kräftigend und belebend bei allgemeiner Nervenschwäche, Blutarmut und Bleichsucht.« Nach dem Bade fühlten wir uns hundemüde, blutarm und bleich. Erst das währschafte Zmittag weckte die erschlafften Lebensgeister wieder und gab uns die Gewissheit zurück, nach dem Herumplantschen im trüben Nass nun doch durch und durch gesundgebadet zu sein.

Wir begutachteten schliesslich noch die »von Hr. Kantonschemiker Dr. Schaffer in Bern« seinerzeit attestierte chemische Zusammensetzung des Rohrimoos-Wassers, das sich in den ehemals weiss emaillierten Wannen so beunruhigend rostrot niedergeschlagen hat: Schwarz auf weiss war da die Rede von Alkalinität, Calcium, Magnesium, Glührückstand. Magnesium, Aluminium, Eisen, Kalium, Natrium, Barium, Strontium, Lithium, Phosphorsäure, Kieselsäure, Kohlensäure und Schwefelsäure. Die komplizierten chemischen Begriffe hatten zur Folge, dass unser ungetrübte Glaube an die kristallklare Natürlichkeit des trüben Rohrimoos-Wassers doch noch arg erschüttert wurde. Wir bezahlten (Fr. 3.50 pro Bad), bedankten und verabschiedeten uns. Und waren auf den ersten Blick eigentlich erleichtert, dass wir bei unserem Bad im Rohrimoos-Bad offensichtlich keinen sichtbaren Schaden genommen hatten...

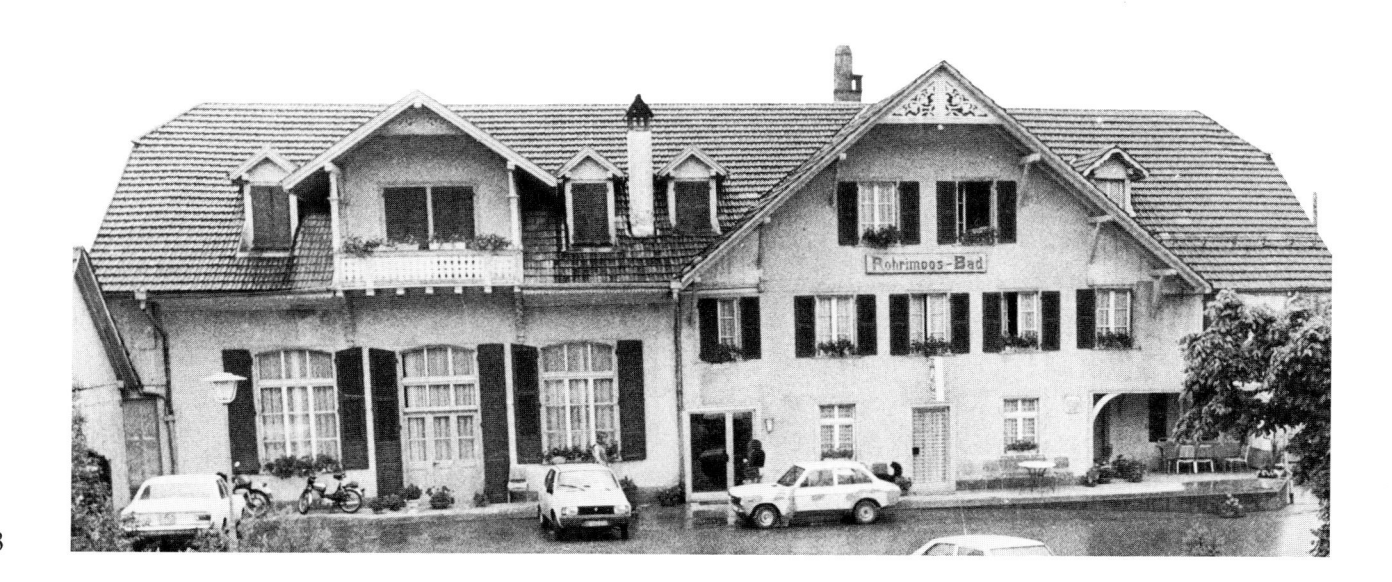

Wo das Rohrimoos-Wasser aus dem Boden sprudelt: Rohrimoos-Wirt Blaser zeigt den Standort der Quelle.

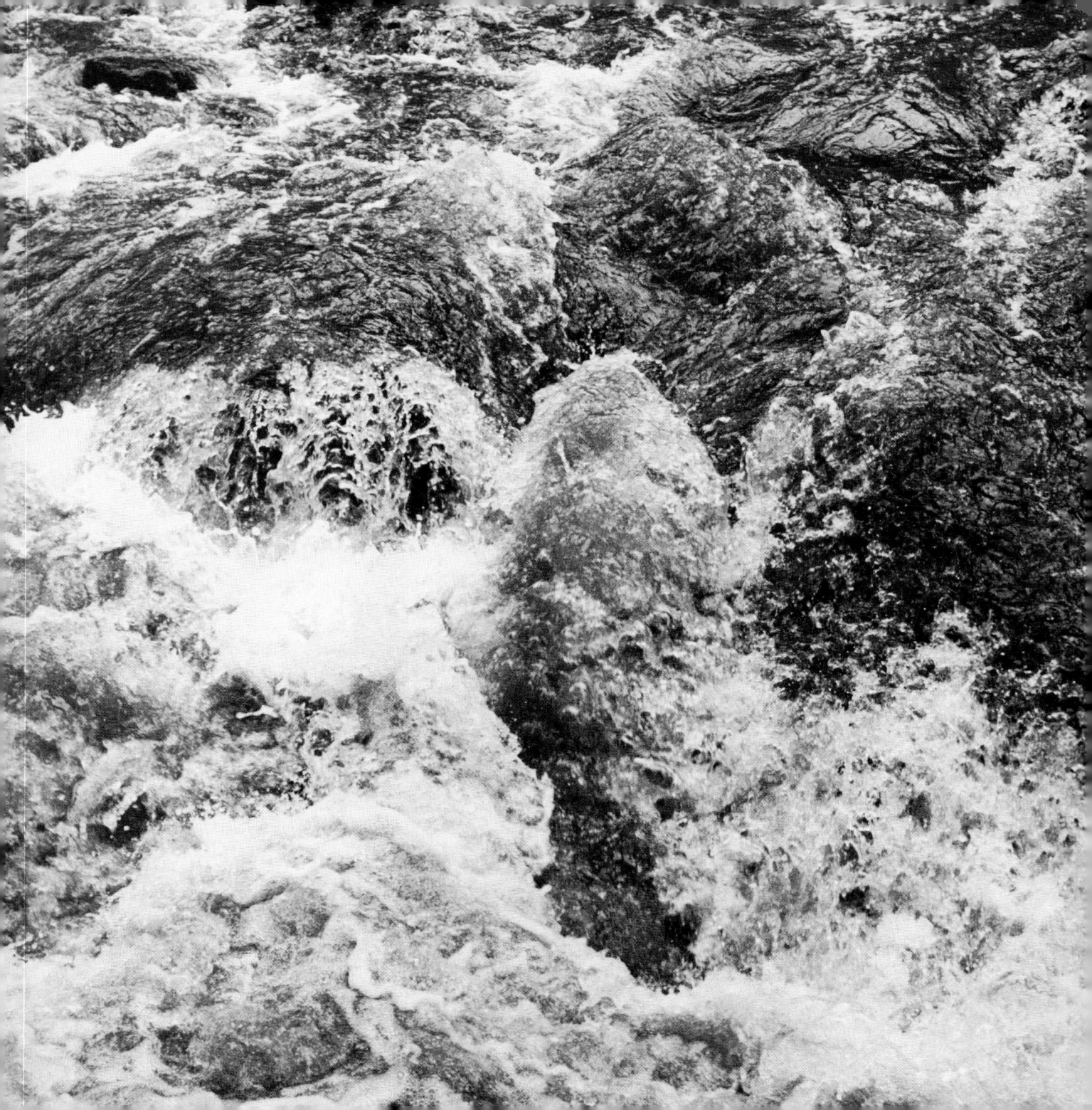

DAS ROTACHE-BAD
Wo man sich im fliessenden Bach noch heute so gesundbaden kann wie »wytume niene«

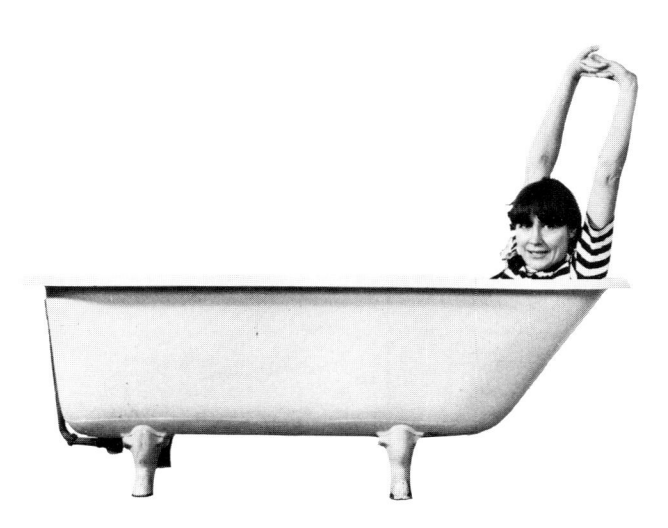

»Mit dem Wasser der Rotachen liesse sich schon etwas machen«, reimte der populäre Oberdiessbacher Arzt Dr. Paul Schüpbach in einer Festzeitung zum Kirchengemeindehaus-Basar im Jahre 1950 zusammen. »Es steht fest im Volkesmund, alles werde dort gesund«, schrieb er weiter und forderte mit witzigen Worten: »Während doch in unsrer Zeit / eine Badgelegenheit / unbestritten nötig wäre / das gereichte uns zur Ehre. / Zudem hätte als Staffage / Brenzikofen eine Plage.«

Brenzikofen, an der Strasse zwischen Heimberg und Oberdiessbach gelegen, hat inzwischen diese »Plage«, diese Badegelegenheit. 1951 begann Christian Eicher (Jahrgang 1910) zusammen mit seiner Frau ein idyllisches Flussbad mit Bassin und Campingplatz an der Rotache zu betreiben. An »einem Bach«, wie Eicher sagt, »der seit vielen, vielen Jahren durch sein gutes, eisenhaltiges Wasser bekannt ist«. Es sei zwar stets ein bisschen kalt, in der Rotache zu baden, aber dafür gesund. Und Frau Eicher ergänzt: »Die

66

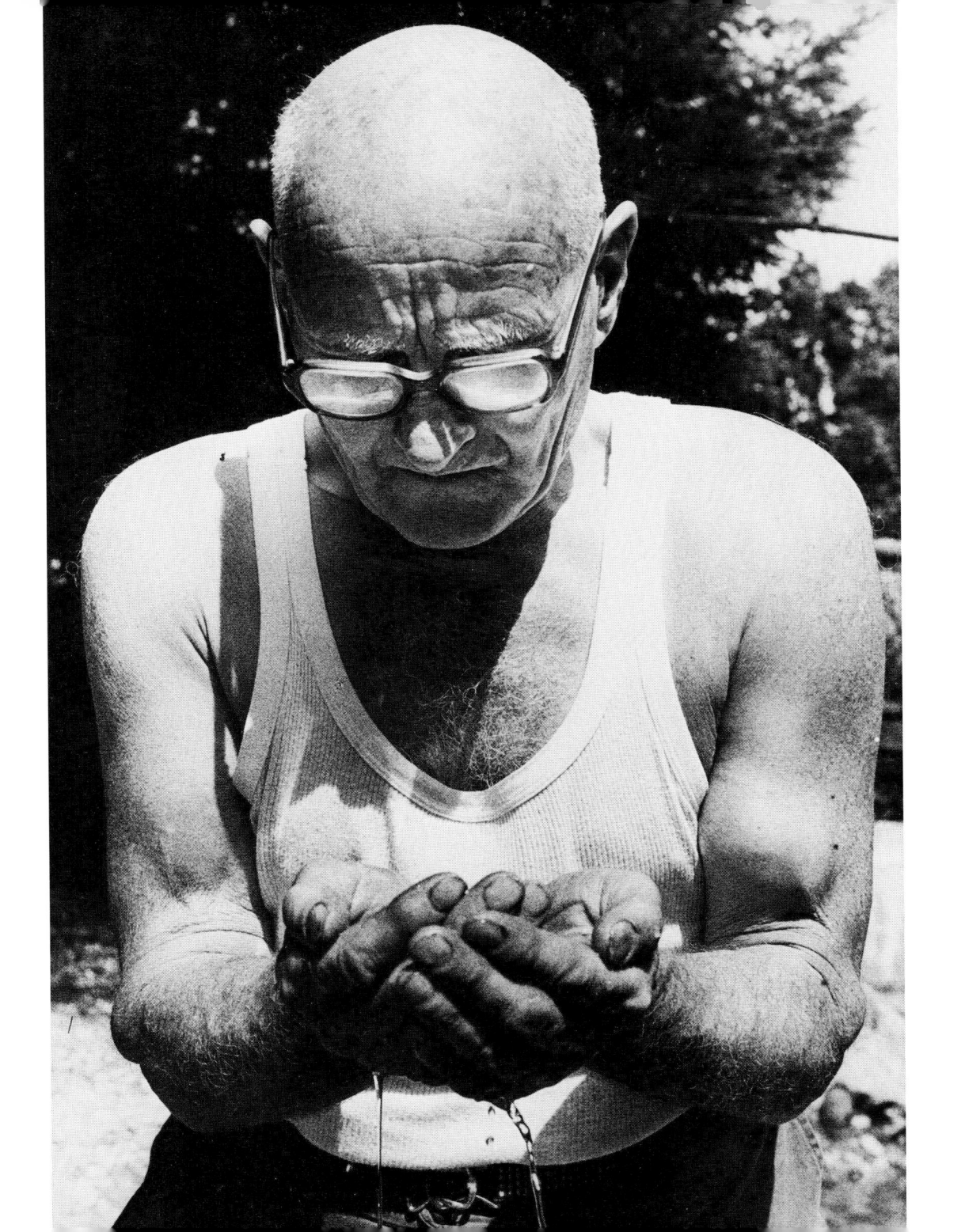

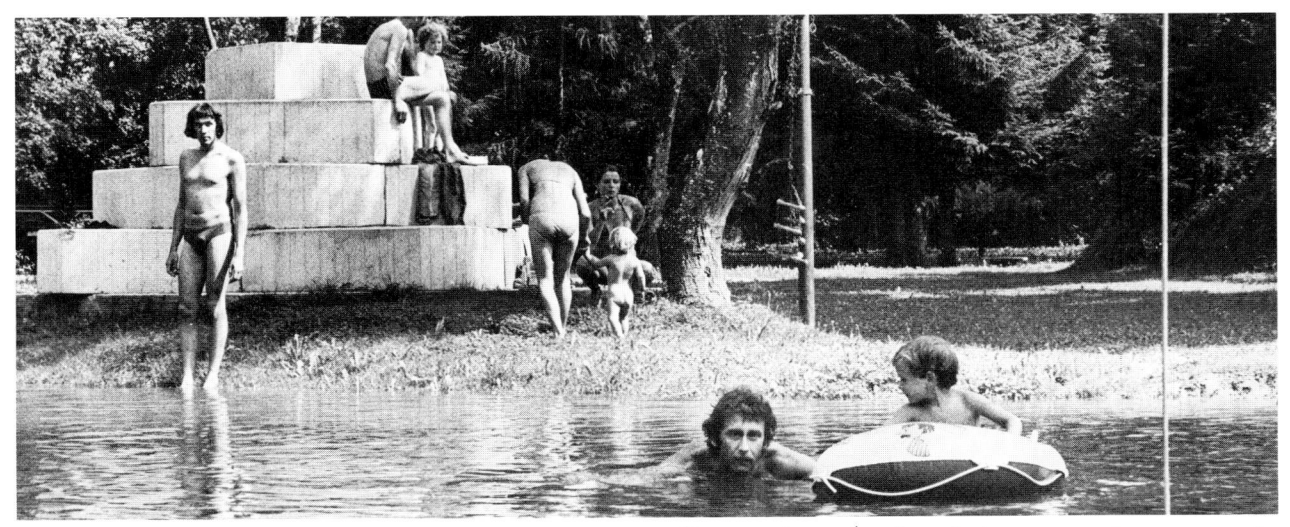

Rotache: Gesundbaden im fliessenden Wasser.

»Leute sagen immer etwa, das Rotache-Wasser tue ihnen gut. Meine Schwiegermutter hat früher in der Rotache immer heilende Bäder genommen, und eine Frau aus Koblenz, die Jahr für Jahr in unserem Bach gebadet hat, kämpfte – wie sie berichtete – erfolgreich gegen Gelenkschmerzen im Rücken an.«

Weitherum bekannt wurde die Heilwirksamkeit des Rotache-Wassers durch den Naturarzt Paul Schüpbach, der – als Dorforiginal von Oberdiessbach beliebt und geschätzt – seinen Patienten immer wieder Bäder im Rotache-Bad empfohlen habe. Solch gesundes Wasser gebe es »wytume niene«, habe er jeweils gesagt. Eine genaue chemische Analyse des rotgraugrüntrüben, aber trotzdem sehr sauberen Baches (»es hat viele Groppen drin, was die Sauberkeit des

Christian Eicher: »Das Rotache-Wasser ist so gesund wie wytume niene.«

Wassers beweist«) existiert zwar immer noch nicht, »doch Tatsache ist, dass es aus dem Rohrimoos-Gebiet kommt und durch viel Gestein und blauen Lätt sickert, bis es bei uns vorbeifliesst. Und wenn die Leute schon sagen, das Wasser tue ihnen gut, wird doch wohl schon etwas Wahres dran sein«, sagt Eicher.

Die Heilbäder-Romantik im Kanton Bern gab (und gibt es zum Teil) also nicht nur in Kurhäusern und Heilbadeanstalten, in Wannen oder in Bassins, sondern auch in Bächen und Flüsschen. Die Rotache bei Brenzikofen ist wohl nur einer von mehreren Bächen mit dem seit Generationen verbürgten und weitergereichten Ruf, besonders gesund und heilsam zu sein. »Fragt die Leute, die dort wohnen, das sind nicht nur Illusionen«, riet 1950 der Oberdiessbacher »Doktor« Schüpbach, »denn dort baden ja schon längst / Rosse, Kühe und der Hengst. / Es steht fest im Volksmund / alles werde dort gesund«.

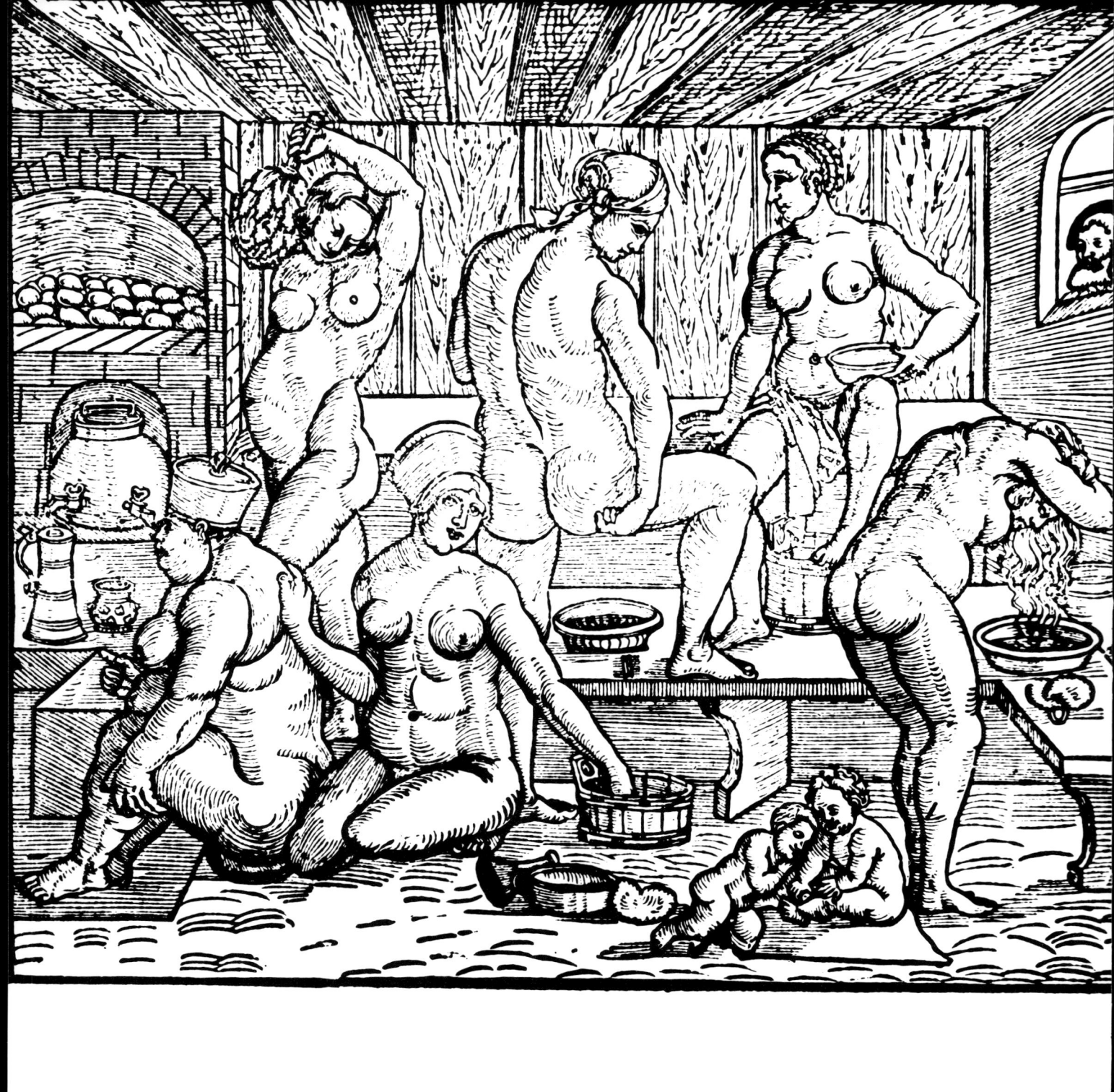

ES WAR EINMAL...
HISTORISCHES

Von den Bädern, die »wegem Wasser bsunderbar berühmt waren«

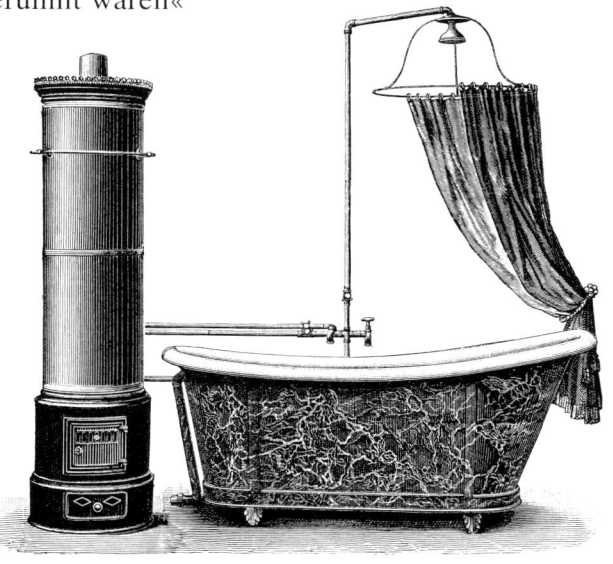

»Aber an einem Orte, von Natur einsam, lag ein Bad, das wegem Wasser bsunderbar berühmt war«, schrieb Jeremias Gotthelf in seiner Erzählung »Geld und Geist« über das kleine, etwas verwahrloste Badeörtchen, wo Resli mit der Tochter des Dorngrüttbauers zusammentraf. »Er möchte auch einmal baden«, hatte Resli zuvor gesinnet. Und so »machte er sich zweg, steckte eine schöne Rose auf den Hut, legte das Halstuch um und sagte, man solle abends zum Essen und Füttern nicht auf ihn warten, man wisse nie, was es gebe und säume sich manchmal ungsinnet«. Und später, als Resli aus dem Bade kam, »dünkte es ihn, er sei ein ganz neuer Mensch, er hätte Flügel und könne fliegen über Berg und Tal«. Das war Berner Bäder-Romantik zu Gotthelfs Zeiten. Zu noch früheren Zeiten dagegen hatten die Berner in ihrer vornehmen Wasserscheu das Baden allerhöchstens vom Hörensagen gekannt. Und noch früher – als sich tausend Kilometer südlich die römische Oberschicht bereits lustvoll im warmen Wasser tummelte, war in bernischen Landen das Wasser erst an einzelnen Orten auch schon zum Waschen da.

Verbotener Blick in eine Frauenbadstube (1500–1550): »Beförderet und reglirt den Weiberen ihre monatliche Zeit.«

Von den Römern gemieden

Anders – eben – in Rom, wo die wohlige Wärme in den Thermen allenthalben das körperliche und seelische Wohlbefinden förderte und die Badenden zu Lustbarkeiten und Ausschweifungen antrieb. Erst als die Römer später auch nach Helvetien vordrangen und auf ihrer Suche nach Wasserläufen und warmen Quellen fündig wurden, begann – versteckt zwar und verstohlen noch – auch hierzulande so etwas wie eine Bade-Kultur. Noch nicht im Bernbiet allerdings, weil die Römer vorerst keine allzu grosse Lust verspürten, von diesem unwirtlichen Gebiet ennet den hohen Alpen Besitz zu ergreifen.

Trotzdem hatte der Kanton Bern aber bald einmal den Ruf eines Bäderkantons. Das mag wohl so gekommen sein: Früher lebte man eng mit der Natur verbunden. Alle Naturzeichen wurden aufs Genaueste beobachtet und teils willkürlich ausgelegt. Später Schneefall, kalte Witterung an bestimmten Tagen, das Verhalten des Viehs, der Vögel, atmosphärische Erscheinungen, Veränderungen am Sternenhimmel – sie alle hatten etwas zu bedeuten.

Ist es deshalb verwunderlich, dass auch dem wichtigen Element Wasser besondere Aufmerksamkeit gezollt wurde? Trat irgendwo eine Quelle zutage, deren Wasser einen aussergewöhnlichen Geschmack, einen anderen Geruch oder gar eine Färbung aufwies, war es naheliegend, in ihm ein Naturwunder zu erkennen. Öfters überliefert in Sagen sind Heilerfolge bei verletzten Tieren, die vom gesunden Wasser tranken. Also dürfte es auch beim Menschen seine Wirkung haben. Stellte sich nun durch den regelmässigen Genuss das Wunder ein, dass z.B. Gliederschmerzen nachliessen oder Hautausschläge zurückgingen, war bald einmal in der ganzen Talschaft bekannt, was für eine wundersame Heilkraft von dem Naturwunder ausgehen müsse.

Viele der heilsamen Wässer dürften schon seit Jahrhunderten benützt worden sein. Man weiss wenig darüber, denn die abgelegenen »Chrächen« des Emmentals lagen nicht an den Durchgangsrouten grosser Gelehrter, und auch auf Paracelsus übten sie keine Anziehungskraft aus. Für ihn waren spektakulärere Quellen wie Bad Pfäfers und Baden von grösserer Wichtigkeit und versprachen eine weiterreichende wissenschaftliche Ausbeute. Erst mit der zunehmenden Lust zum Reisen im siebzehnten und achtzehnten Jahrhundert erlangten viele emmentalische Bäder eine gewisse Bedeutung. Vorerst liess man das Wasser auf dem üblichen Weg seine Wirkung tun: Man trank es. Ist es denn nicht möglich, dass dem Gebresten auch von aussen auf den Leib gerückt werden kann? Also, hinein ins kalte Nass! Auch wenn man es nur wenige Minuten aushalten konnte, stellten sich bei regelmässiger Benützung offenbar Besserungen von allerlei Schmerzen ein. Da musste also schon etwas dran liegen, an der eigenartigen Färbung, an dem komischen Geschmack.

Der Wirt schafft Bottiche an...

Findige, fortschrittlich gesinnte Wirte erkannten bald die neue Möglichkeit, mehr Gäste anzulocken. Sie bauten ihre Gasthöfe an die Quellen, auch wenn diese in den abgelegensten Winkeln zutage traten. Mit sogenannten Teucheln liess sich das Wasser problemlos fassen und ins Gasthaus leiten, wo man es über einem Badeofen erwärmte und in Holzzuber fliessen liess. Darin badeten vorerst nur die feinen Damen

Bernisches Fremdenblatt

Visitors Journal. Gazzetta dei forestieri. Journal des Etrangers.

TH. MEISTER X.A. BERN

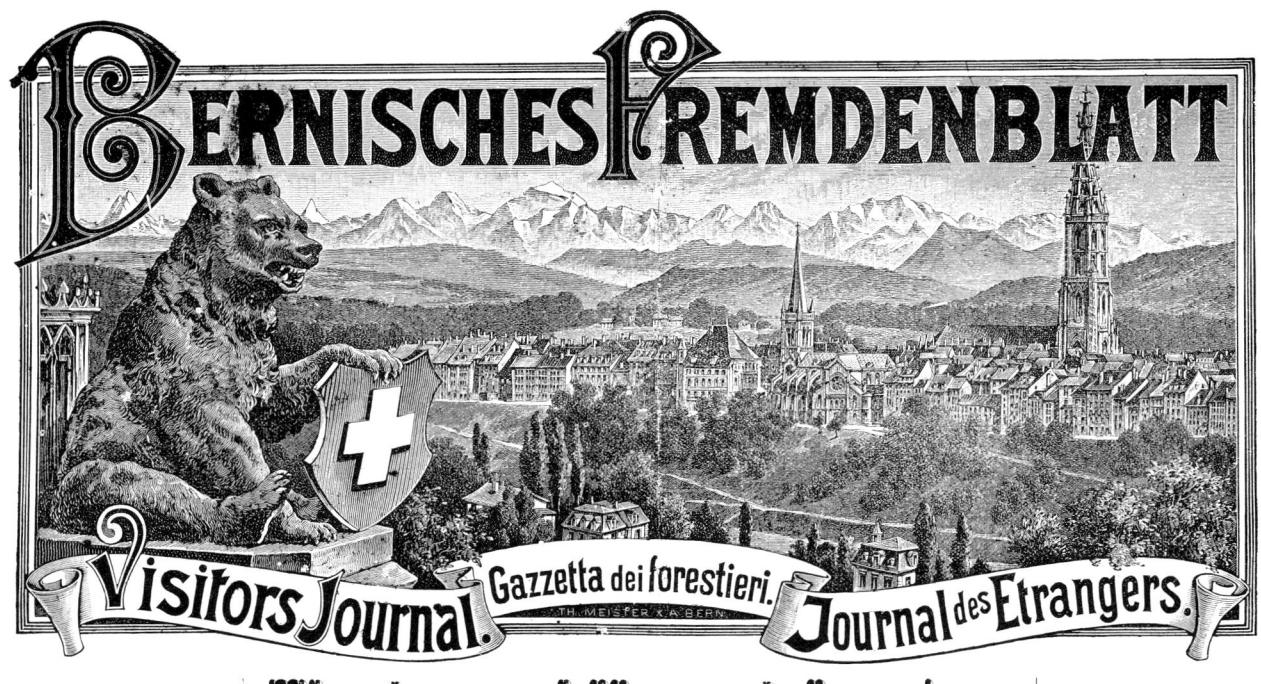

Bern
Donnerstag 22. Sept.

Theater- und Konzert-Anzeiger
Herausgegeben vom Offiziellen Verkehrsbureau der Bundesstadt.

N° 4
IX. Jahrgang

Erscheint vom 15. Mai bis 14. Juli und vom 1. bis 30. Sept. dreimal wöchentl. (Dienstags, Donnerstags und Samstags), vom 15. Juli bis 1. Sept. täglich, ausgenommen Sonntags. — Abonnementspr für die Schweiz. Mitglieder des Verkehrsvereins, welche einen Jahresbeitrag von mindestens Fr. 10.— leisten, erhalten das Blatt gratis. — Insertionspreis: Die fünfgespaltene Petitzeile auf der fünfgespaltene Petitzeile auf der 50 Cts., auf den übrigen Seiten Schweiz 20 Cts., Bern und Umgebung 15 Cts. — Abonnements-Bestellungen nehmen sowohl das Offizielle Verkehrsbureau, Bahnhofplatz, als auch sämtliche Postbureaux entgege.

Annoncen-Regie: A.-G. Schweiz. Annoncen-Bureaux von Orell Füssli & Cie., Bahnhofgebäude, Bern
Telephon — Zürich, St. Gallen, Luzern, Basel, Lausanne, Genf etc. etc. — Telephon

---

und Junker von den nahegelegenen Landsitzen oder aus der Stadt. Der abgehärtete Bauer wälzte sich derweil immer noch im kalten Wasser nahe der Quelle. Aber auch er, angespornt von geschäftstüchtigen Wirten, Commis voyageurs, »Bouele-Händlern«, Hausierern und Grämplern suchte nach und nach die doch etwas bequemeren Bottiche auf, und indem man die Badekuren mit Trinkkuren verband, wurde gleich

Allerlei wichtige Bade-Utensilien aus dem »Magazin zum rothen Kreuz«: Inserat im »Bernischen Fremdenblatt« Nummer 77 aus dem Jahre 1898.

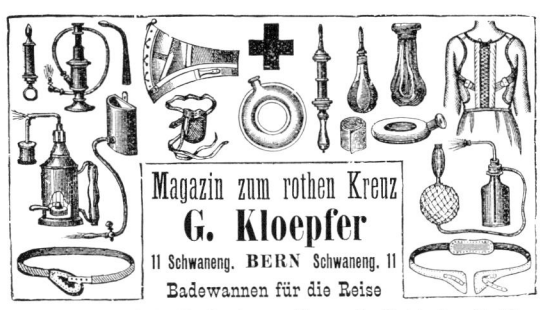

Magazin zum rothen Kreuz
G. Kloepfer
11 Schwaneng. BERN Schwaneng. 11
Badewannen für die Reise

Gummikissen, Bidets, Irrigateurs, Gesundheitsbinden für Frauen
28ᵇ Gummistrümpfe gegen Krampfadern, Bruchbänder

eine doppelte Wirkung erzielt. Schon damals erkannte man, dass eine Badekur nicht rein physikalische Wirkungen auslöste. Das Loslösen aus dem Alltag, andere Gesellschaft und Leute um sich zu haben, veränderte die Psyche des Menschen, was zur Heilung von Leiden wesentlich beitrug.

Diese »Leiden« waren bisweilen auch von ganz anderer Natur: So kam es auch vor, dass man bleiche, vergrämte Bauerntöchter in ein Heilbad schickte, damit sie auftauten und mit jungen, feinen Herren aus der Stadt eine Partie anzetteln konnten. Gotthelf hat in seinen Werken derartige »ungsinnet« romantische Begegnungen köstlich geschildert.

Viel grösseren Ruhm als die bernischen Bäder konnten zum Beispiel Baden, Leukerbad oder das Bad Pfäfers verzeichnen. Dort waren fast professionelle Badekuren schon im fünfzehnten und sechzehnten Jahrhundert üblich. Man unterzog sich einer Kur, die mit der »Purgatz« begann, wo der Körper mit Einläufen und Abführmitteln von schädlichen Materien entleert wurde um aufnahmefähig für neue Einflüsse zu sein. Wie leicht hätte sonst der »irdische Rückstand selbständig werden können«, wie es der Basler Arzt Heinrich Pantaleon im Jahre 1560 beschrieb: »Dass der nicht entleerte Rückstand an allen orten im leib durch das bad erweichet, lauffet etlichen über das herz, anderen in den magen, den dritten verstoffet es die leber und das milz.«

Badewonne in der Badewanne

Mit Ausnahme vielleicht des Gurnigel-Bads nahm man es in bernischen Landen nicht so

Essen, Trinken, Spielen und Spritzen: Harmlose Volksbelustigungen im Gemeinschaftsbad. Bisweilen soll es im wohlig warmen Wasser aber um etliche Nuancen ungezwungener und lustbetonter zu und her gegangen sein...

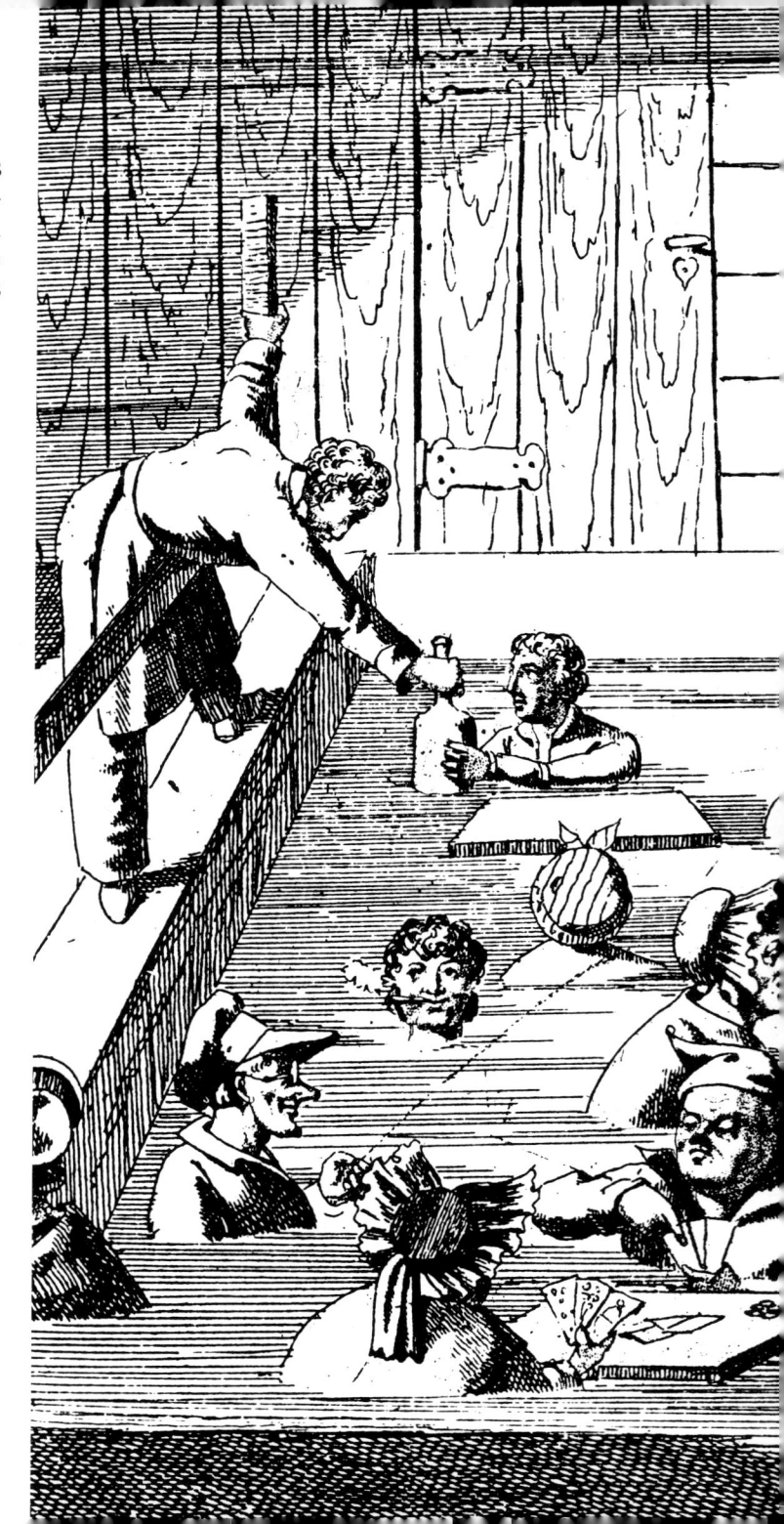

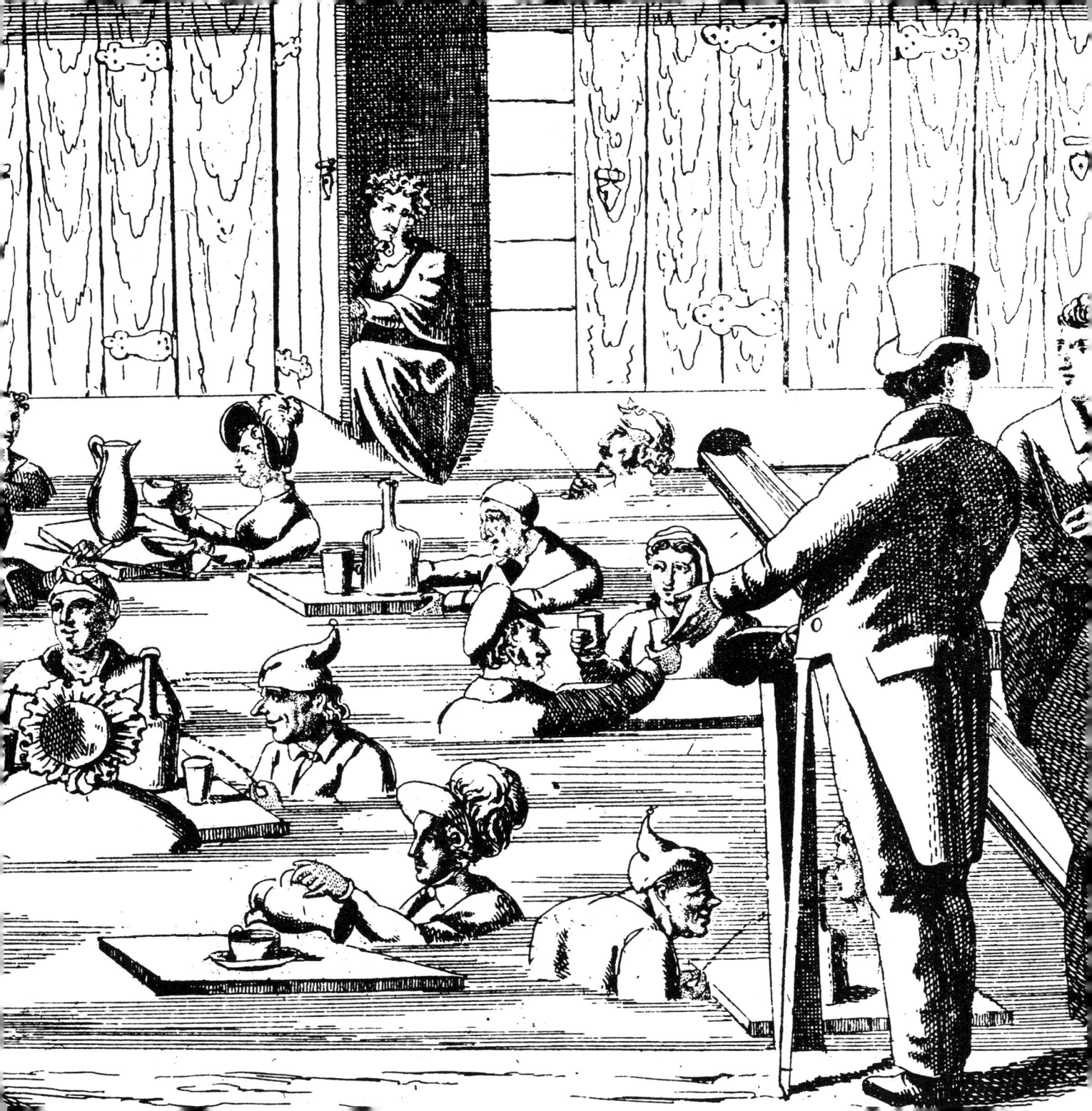

»wissenschaftlich«. Entweder half das Wasser zusammen mit dem Glauben an das Wundersame, oder man hatte eben nicht den rechten Glauben. Von Misserfolgen in Badeorten ist wenig bekannt. Begreiflich: die vielleicht einzigen Ferien im ganzen Leben einer Bäuerin wollte man nicht als »Faillite« darstellen. Wesentliche Unterschiede gab es auch in den Badesitten der verschiedenen Gesellschaftsschichten. Die Bauern betrachteten die Badekur als etwas Mystisches und legten im allgemeinen Wert auf die Einhaltung von Sitte und Ordnung. Lediglich die an das Baden anschliessenden Zechereien gaben da und dort etwa zu Händeln Anlass. Anders trieb es das Stadtvolk, als die adeligen Herren sich die Zeit im Badezuber mit ihren »Mäzen« vertrieben.

Auf einen Teil der ländlichen Bevölkerung mag das lose Treiben später allerdings auch übergegriffen haben. Aus dem Jahre 1678 berichtet uns Johannes Grob: »Wenn die Frau von der Badekur heimkomme, beginne stets das Kramen. Alle daheimgebliebenen Hausgenossen sollten etwas Freude mitbekommen und erhielten darum Geschenke; die Hausbewohner, die Dienstboten, die Nachbarn. Auch der Hausherr gehe sicher nicht leer aus – er erhalte sein Hörnerpaar.«

Das älteste Berner Badedokument betrifft das Enggisteinbad und geht auf das Jahr 1454 zurück. Es ermächtigte den Lehensempfänger, ein neues Haus »ob dem Weg und ein Badhaus unterher« zu bauen. Er solle Häuser, Öfen und Kessel »in gutem Bau und Ehren halten«. Wohl einzigartig und verwunderlich ist hier, dass man bereits von Erwärmung des Wassers spricht. Im übrigen Emmental wärmte man das Quellwasser erst Jahrhunderte später auf. Aber die Herren zu Worb waren weitgereiste Leute, die wussten, was in der Welt draussen vor sich ging. Sie dachten aber auch an die Landleute und schrieben ihrem Lehenmann vor, allen Gästen »zu Dienst und Liebe zu stehen und um ein bescheiden glych gelt« niemanden zu überfordern. Weder Tanz noch Spiel war geduldet, damit »ehrbar Leut und desto besser und friedlicher Ruh im Bad und ausserhalb gehalten und gelassen werden«. Der Herrschaft zu Worb, den Herren von Diesbach, war das beste Gemach jeweils unentgeltlich anzuweisen, wenn sie mit ihrem Gesinde eine Badenfahrt tun wollten. Mit der Reformation versuchte man dem Sittenzerfall Einhalt zu gebieten, indem man Badeordnungen erliess. 1552 gebot die Herrschaft zu Worb, dass ihr grössere Frevel angezeigt werden müssen, geringe Vergehen und Unfug dagegen wurden der Gerichtsbarkeit der Badegesellschaft zugesprochen. Dieses Badgericht betand noch im achtzehnten Jahrhundert. Die Vorschriften waren spartanisch: Erste Pflicht der Badegäste war es, sich eines freundlichen und züchtigen Wandels zu befleissigen, keine unzüchtigen Reden und Worte zu führen und sich aller schandbaren Taten zu enthalten, nicht Gott zu lästern, zu fluchen, sich nicht zu überessen oder zu übertrinken oder sonst sich schändlich aufzuführen. Wenn der Wirt, der Bader oder die Baderin oder andere so etwas hören oder sehen, sollen sie es der Herrschaft Worb oder ihren Amtsleuten anzeigen, damit »dergleichen schand und laster« gestraft werde. Wer nach neun Uhr abends noch

Das Rüttihubel-Bad hatte »einen ruhigen und tief anheimelnden Charakter« und ein vom Zeichner kühn an den – für das Bild... – geeigneten Standort gerücktes Alpenpanorama: »Die blendendweissen Gestalten der Berner Schneeriesen lenken den Blick immer und immer wieder auf sich, namentlich wenn sie bei Nachtanbruch rosig angehaucht oder hoch erglühend ihre feierlichen Abendgrüsse uns zuwinken.«

Wetterhorn Berglistock Faulhorn Schreckhorn-Strahlegg Finsteraarhorn, Viescherhörner Eiger Mönch Jungfrau Silberhorn Gletscherhorn Ebnefluh Mittaghorn

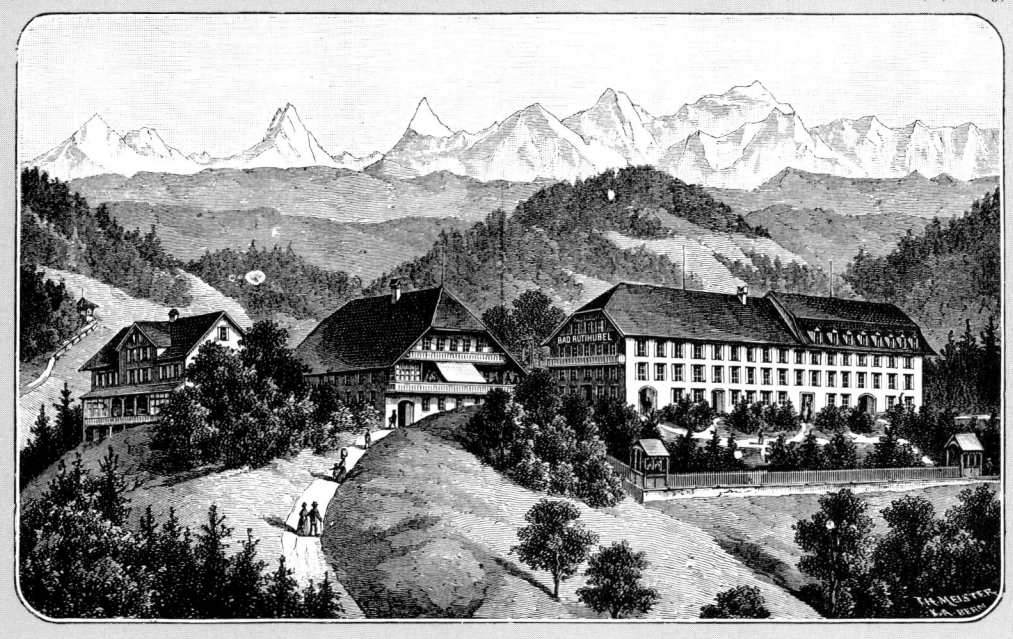

Rüttihubelbad

einer der freundlichsten Kurorte der Schweiz

und seit dem Jahre 1756 im Besitze der Familie Schüpbach, hat eine

erdig-salinische Eisenquelle

von beachtenswerter Heilkraft, wie eine wissenschaftlich gehandhabte Erfahrung hinlänglich beweist, und ist zugleich ein

vorzüglicher klimatischer Kurort

für Frühling, Sommer und Herbst.

Die wohl eingerichtete Anstalt liegt frei und geschützt auf einer mattengrünen Bergterrasse und angesichts eines großartigen Alpenpanoramas, 736 Meter über Meer, 1 Stunde oberhalb der Eisenbahn-Station Worb (Linie Bern-Luzern), 2¾ Stunden nordöstlich von Bern.

Postkreis Enggistein.   Telegraphen-Station Worb.
Telephonnetz Bern.   Telegramme: Rüttihubelbad, Worb.

- Entfernt die Farbe von den Händen der Blaufärber und Gerber
- Leistet Hämorrhoidalzuständen gute Dienste
- Bei hartnäckigen Kopfschmerzen Naturdouche aus der Teuchelröhre
- Bringet den entkräfften Männern die Vigor wieder
- 1–2 Schoppen morgens nüchtern getrunken fördert es die Stuhlentleerung
- Die Badkutsche fährt jeden Dienstag und Samstag um 4 Uhr nachmittags vom Gasthof Schlüssel in Bern weg
- Beförderet und reglirt den Wiberen ihre monatliche Zeit
- Neue Badehemden werden schon nach 3–4 Tagen gelb und die Gewebe sind nach einem Jahr mürbe
- Besitzt Einrichtungen für Spritz-, Regen-, Fall- und aufsteigende Douchen
- Wasser geruch- und geschmacklos. Kleine gelbe Teilchen schwimmen darin
- Nur soviel Wasser trinken, dass täglich einige breiige Stühle erfolgen
- Wenn man beim Trinken die Nasenlöcher genau zustopft, so verschwindet der Geschmack nach Schwefelwasserstoff
- Führt aus alle Unreinigkeit, besonders den versessenen Saamen

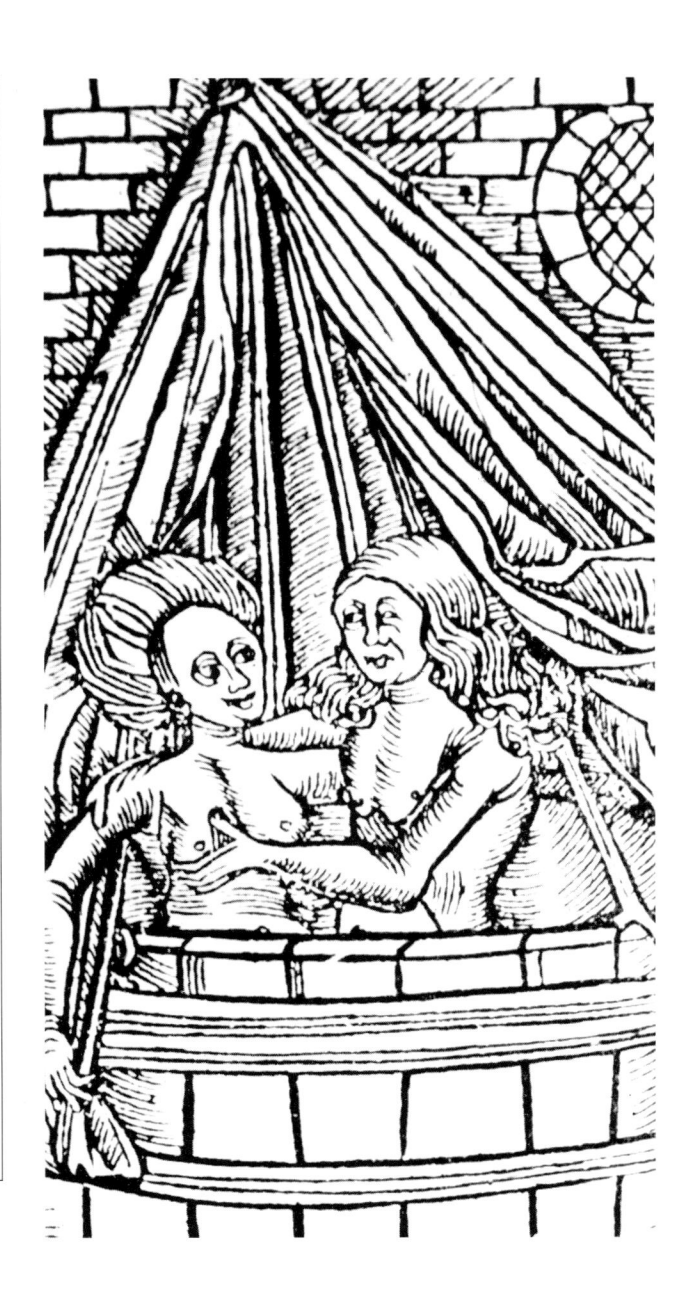

Für was es alles heilsam war...

im Bad sitzt, ist zu büssen, ausgenommen Kranke, die dessen bedürfen. Die Badeordnung von 1585 musste da noch weiter gehen und konkreter werden, indem sie jedem Badegast mit Busse droht, »so er ein Unzucht begaht, es seie mit Färzen, Koppen lassen oder andern groben Uppigkeiten«. Die Badeknechte sollen sich einschalten, wenn jemand mit »Greifen, Rupfen, Zeigen oder Deuten« Unzüchtiges im Sinne hatte...

Der »Bedli«-Boom setzt ein

In der Helvetik war man gegenüber Neueröffnungen von Bädern zurückhaltend. 1801 reichte Bürger Peter Schüpbach der »Sanitäts Commission und der Handel und Gewerbs Commission« ein Gesuch »zum Betrieb eines Gesundheits-Brunnens auf dem Rüti Hubel und einer Wirtschaft daselbst« ein. Vier Tage später erging folgender Befehl an den District-Statthalter in Höchstetten: »Aus vorwaltenden mehreren wichtigen Bedenken haben Wir den Peter Schüpbach auf dem Rüti Hubel Gemeinde Wikhartswyl, in angesuchter Bewilligung zu Errichtung einer Baadewirtschaft daselbst, gäntzlich abgewiesen, welches Ihr ihm eröffnen, die mitkommenden Schriften wieder zustellen und Hand abhalten wollet, dass an diesem Ort keinerley Wirthschaft getrieben werde.«

Es war wohl nur eine Alibi-Anfrage des Peter Schüpbach, die er dem gestrengen Directorium vorlegte, denn vor und nach der Helvetik zeugen zahlreiche Dokumente von einem blühenden Badebetrieb.

Im neunzehnten Jahrhundert entstanden trotz der Konkurrenz der Grossen eine Menge bernischer Badeetablissements. Sie konnten sich teilweise bis in die Dreissigerjahre dieses Jahrhunderts erhalten. Heute führen einige wenige ihren Badebetrieb fort, die meisten aber bestehen nur noch als bekannte »Frässbedli«, als echte emmentalische Gastwirtschaften, die der schweizerischen Gastronomie alle Ehre machen, von Ausländern aber kaum beachtet werden. Vielleicht – wer weiss – ist das gut so.

Aus einer alten Badeordnung:

> Es soll der Schlaff bey der Nacht geschechen des wegen sich dessen im Bad so viel möglich enthalten.
>
> Man sol niemahls oder doch gar selten und nit lang auf ein mahl lesen wil solches dem Gesicht und der Gedächtnuß fast schädlich sonderlich will man im Bad ist.
>
> Bey sich erzeigender weiblicher Reinigung sol man mit dem baden und Waser Trinken still stehen aber gleich dar nach wieder fort fahren.
>
> Man sol nach gebrauchter Bader Chur bey schönem Wetter verreisen und seine ausspan machen oder nemen auch sich gantz gemäß in dem Heimreisen verhalten desgleichen noch ein gantzer Monat. Zu Hauß auch 14 Tag oder längst 3 Wochen nach der Heimkunft aus völliger auflösung des Bads eine Ader öffnen lassen.

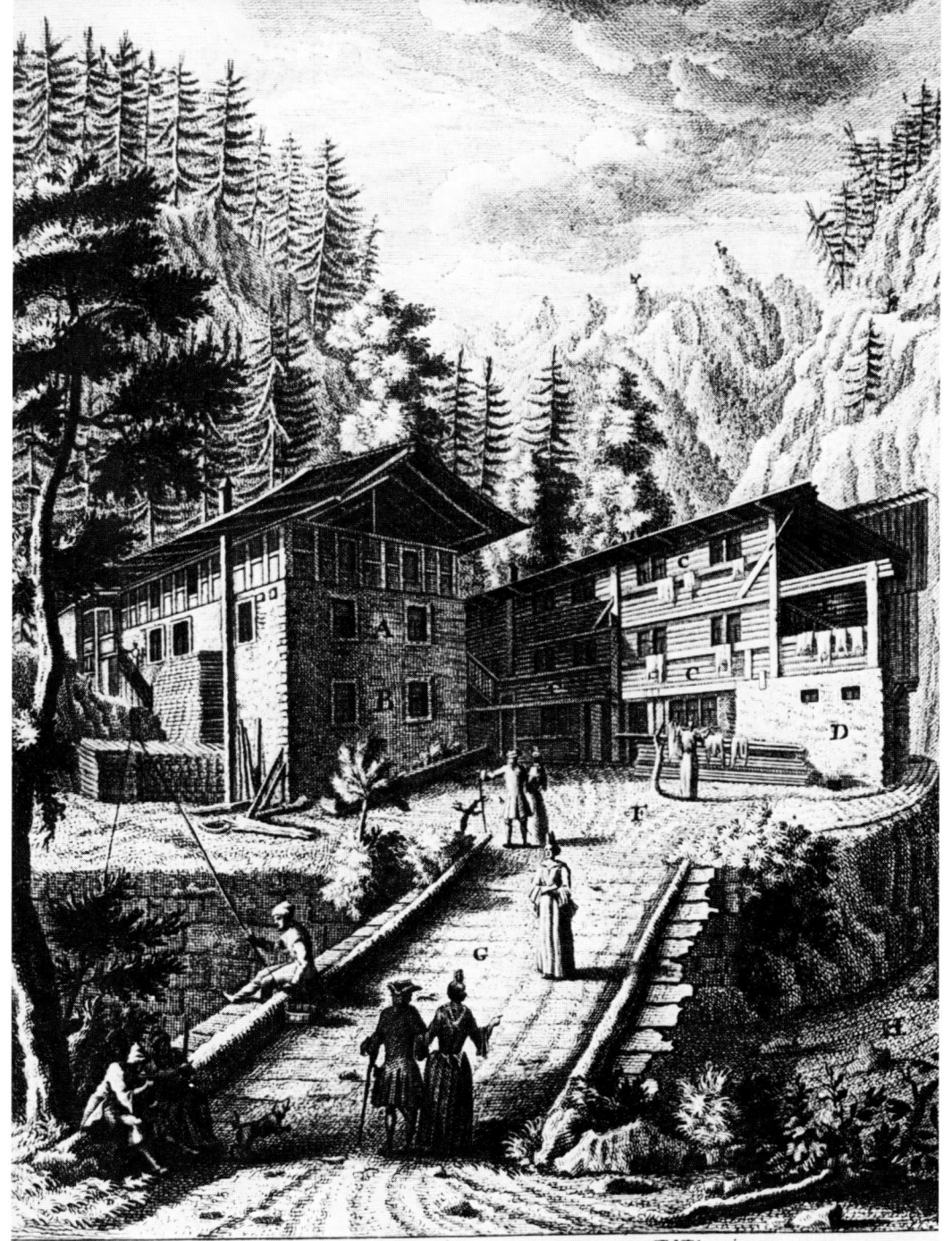

Das Weißenburger Baad im Amt Wimis, im nideren Sibenthal, Berner gebieths, wie es sich præsentirt vornenher gegen der Straß.

A. Der Gast-Saal. B. Die gast Küchen. C. Losamenter vor die Baad gäste. D. Das Baad hauß. E. Trinck Lauben. F. Spatzier platz. G. Bruck über den Bach. H. Der Bach, so aus dem See

VERZEICHNIS ALTER BERNER «BEDLI» (UM 1860)

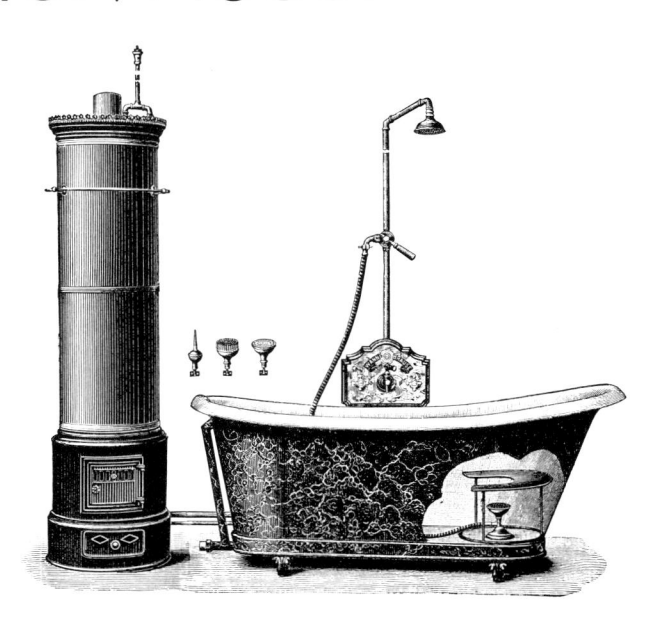

Aspibad, Gemeinde Langnau.
Wurde gerühmt gegen Rheumatismus.

Biembachbad, Gemeinde Haslen.
Wasser klar, geruchlos, von herbem Geschmack, riecht bei Witterungswechsel hepatisch, setzt rötlich-gelbes Sediment ab. Die Bewohner der umliegenden Gegend benutzten es fast ausschliesslich gegen Rheumatismus, flechtenartige Ausschläge und zur Erquickung. Morgens nüchtern zu mehreren Gläsern getrunken wirkte es »eröffnend«. Die Badeeinrichtung war ländlich, einfach.

Brunnenbachbad, Gemeinde Zäziwil.
Eisenhaltige, schwache Quelle, Anstalt wurde im 19. Jahrhundert geschlossen.

Bürgisweiher Bad, Gemeinde Madiswil.
Ländliche Anstalt mit 8 Wohnzimmern und 5

Das Weissenburg-Bad: Heilsame Quellen aus dem wilden Gebirge.

Badezellen mit je 4 und 1 Wanne und einem Dampfbadapparat. Wasser klar, geruchlos, von kaum merklichem Geschmack. Wurde ausschliesslich verwendet zum Baden gegen Hautkrankheiten, Rheumatismus, Kontrakturen, Gelenkgeschwülsten und hysterischen Krämpfen.

Chemmeliboden oder *Kämmeriboden Bad*, Gemeinde Schangnau.
Die Anstalt bestand aus 2 Gebäuden, 12 Gastzimmern und 6 Badezimmern mit 12 Wannen. Das Wasser der beiden Quellen wurde kurmässig getrunken und war gut gegen chronische Katarrhe und Hautausschläge.

Enggistein Bad, Gemeinde Worb.
Bestand aus mehreren Gebäuden mit 37 Wohnzimmern und 14 Badezimmern mit 30 Wannen mit Einrichtungen für Spritz-, Regen- und Falldouchen. War ehemals ein Lehen der Herrschaft zu Worb und hatte sich der besonderen Aufsicht durch die Herrschaftsherren zu »erfreuen«, die eine Polizeiordnung aufstellten, um Ruhe, Ordnung und gute Sitten zu gewährleisten. Die Badgesellschaft übte die Gerichtsbarkeit selber aus und ihre Wahlsprüche hatten volle Rechtskraft. Das Wasser wurde vorzüglich zum Baden verwendet gegen: Blutarmut, bei Neurosen, subacuten und chronischen Rheumatismen, atonischen und varicösen Fussgeschwüren und bei chronischen Katarrhen der Harnwege.

Gurnigelbad, Gemeinde Thurnen.
Erstmals im Jahre 1591 erwähnt. 186 Gastzimmer, in denen 300 Personen untergebracht werden konnten. Speisesaal, Lesesaal, Billardzimmer, Damensalon. Der ganze Complex umfasste einen sehr schönen grossen Platz, an dessen Nordseite sich eine mit wilden Reben geschmückte Säulenhalle hinzog. Im Süden englische Anlagen mit 4 Springbrunnen. Für die weniger begüterten Leute waren in der »Sennhütte« zwei grosse Schlafsäle mit 40–50 Betten eingerichtet. Zwei Quellen: das Stockwasser hatte einen ausgesprochenen Geruch nach Schwefelwasserstoff, war klar, aber »weisse Flocken schwimmen darin herum«. Der Geschmack nach faulen Eiern war nur eine Folge der Affektion der Geruchsnerven, denn »wenn man beim Trinken die Nasenlöcher genau verstopfte, verschwand der Geschmack nach Schwefelwasserstoff vollständig«. Bei der Schwarzbrünneliquelle war der Geruch nach Schwefelwasserstoff viel ausgeprägter, Geschmack salzig und zusammenziehend. Wasser klar und farblos, an der Luft trübe. Die Gurnigelkur wurde empfohlen bei: Krankheiten des Darmkanals, chronischer gravulöser Pharyngitis, bei chronischer Gastritis, Dysepsie, Cardialgie, nervösem Erbrechen, Verstopfung, chronischer Diarrhoe von Gastrointestinalreizung, bei Würmern, Abdominalplethora, Hämorrhoiden, Anschwellung der Leber, Nervenkrankheiten, Hypochondrie, Hysterie, Migraine, Neurosen und Neuralgien, Bleichsucht, katarrhalischen Leiden, Hautkrankheiten bei Scrofelsucht, Gicht und allgemeiner Schwäche.

Gutenburg, Gemeinde Lotzwil.
Gebäude von gefälligem Äusseren mit Speisesaal, Tanzsaal, 17 Wohn- und 10 Badezimmern mit je 2 Wannen und Apparaten zu Dampfbädern, Regen-, Spritz- und aufsteigenden Douchen. Wasser klar, mit kaum merklicher, blauweisslicher Färbung. Empfohlen bei Bleich-

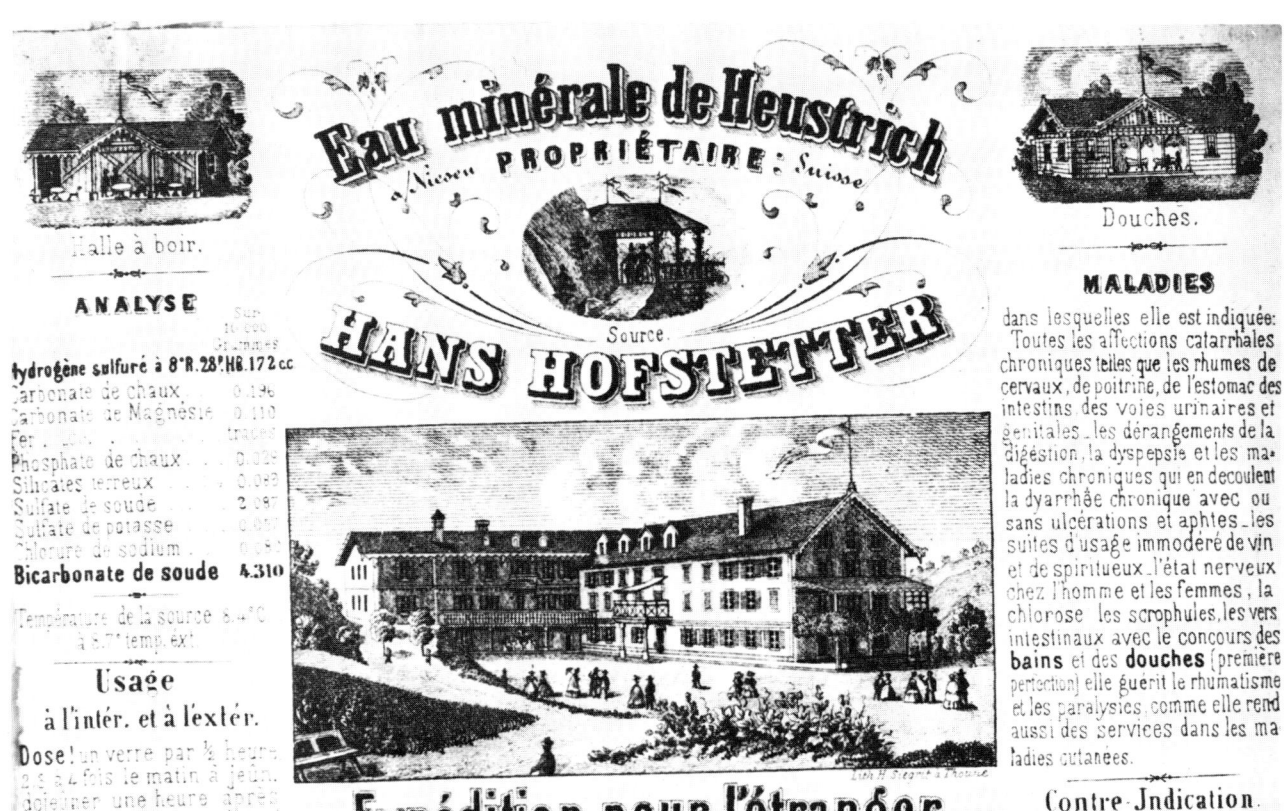

Bad Heustrich: Werbung auch im französischen Sprachgebiet.

sucht, chronischen Rheumatismen, allgemeiner Schwäche, chronischen Katarrhen, Blennorrhoeen, nässenden und atonischen, stark eiternden Geschwüren.

Häberenbad, Gemeinde Rohrbach.
Hat auch durch Schattenhäuschen und Anlagen für die Annehmlichkeit der Gäste gesorgt. 6 Gastzimmer und 12 Badezimmer mit je 2 Wannen. Wasser klar, ohne merklichen Geruch, von etwas herbem, rauhem Geschmack, perlt im Glase. War empfohlen bei chronischem Rheu-

matismus, Anämie, Bleichsucht, Schwächezuständen, namentlich bei beginnender Lähmung der Extremitäten, stark eiternden Geschwüren. Morgens nüchtern getrunken (1–2 Schoppen) förderte es die Stuhlentleerung.

Heimiswil, Gemeinde Oberburg.
Gehalt der Quelle unbekannt.

Hirserenbad, Gemeinde Ursenbach.
Kleines Gebäude mit ansprechendem Äusseren mit wenigen Wohnzimmern und 6 Badezimmern mit je 2 Wannen. Wasser klar, farblos, geruchlos, von sehr erfrischendem Geschmack. Gegen lähmungsartige Erscheinungen in den Gliedern und acuten Rheumatismus, Gliederzittern, allgemeine Schwäche, Hautausschläge.

Huttwil (s. unter «Schultheissenbad»)

Kalchmattbad, Gemeinde Lauperswil.
Wenige Gastzimmer, 3 Badezimmer mit 3 Wannen. Wasser klar, geruch- und geschmacklos. Erfahrungen über die Heilkräfte nicht bekannt.

Kapellenbad, Gemeinde Wynigen.
Ländliches Gebäude mit 6 guten Wohnzimmern und 8 Badezellen mit je 2 Wannen. Wasser klar, farblos und kaum merklicher zusammenziehender Geschmack. Badekur empfohlen bei Anämie, Bleichsucht, erhöhter Reizbarkeit des Nervensystems, Rheumatismus, Scrofulose, Rachitis, stark nässenden und leicht blutenden Fussgeschwüren.

Kemmeriboden-Bad (siehe unter »Chemmeliboden«).

Krummholzbad, Gemeinde Trachselwald.
4 Badezimmer mit 5 Wannen. Wasser klar, geruchlos, von wildem Geschmack. Erfrischungs- und Reinigungsmittel gegen allgemeines Unwohlsein, Rheumatismen, Zittern und Hautausschlägen angewendet. Innerlich bei Magenkatarrh empfohlen.

Kuttlenbad, Gemeinde Sumiswald.
In offenem Schuppen 6 Wannen ohne Trennung. Wasser klar, farblos, geruchlos. Im Wärmekessel setzt es eine dünne Kruste an. Gegen Rheumatismus, Hautausschläge, Folgen von übermässiger Muskelanstrengungen. Bei hartnäckigen Kopfschmerzen Naturdouche aus der Teuchelröhre.

Laufenbad, Gemeinde Krauchtal.
4 Wohnzimmer und Badehaus mit 7 Badezellen zu je 2 Wannen und ein Tanzsaal. Wasser durch Geruch und Geschmack nicht von gewöhnlichem Wasser zu unterscheiden. Gegen Rheumatismus, Zittern und Schwäche der Glieder, Hautausschläge, übelriechende Geschwüre, Schmerzen nach Knochenbrüchen, Verrenkungen, Krankheiten der Harnwerkzeuge. 1–2 Schoppen morgens nüchtern getrunken förderte die Stuhlentleerung.

Lenk im Simmental.
Verfügte über zwei ansehnliche, sehr freundliche Haupt- und Wohngebäude, die durch ein drittes, kleineres Gebäude miteinander verbunden waren. 1 Badegebäude. 80 Wohnzimmer, darunter auch Appartements für ganze Familien. 24 Badezimmer, Strahl-, Regen- und Staubdouchen und schwedische Douche, 1 Zimmer für die Douche à cercle, 4 Zimmer mit aufstei-

Bad- & Kurort Blumenstein

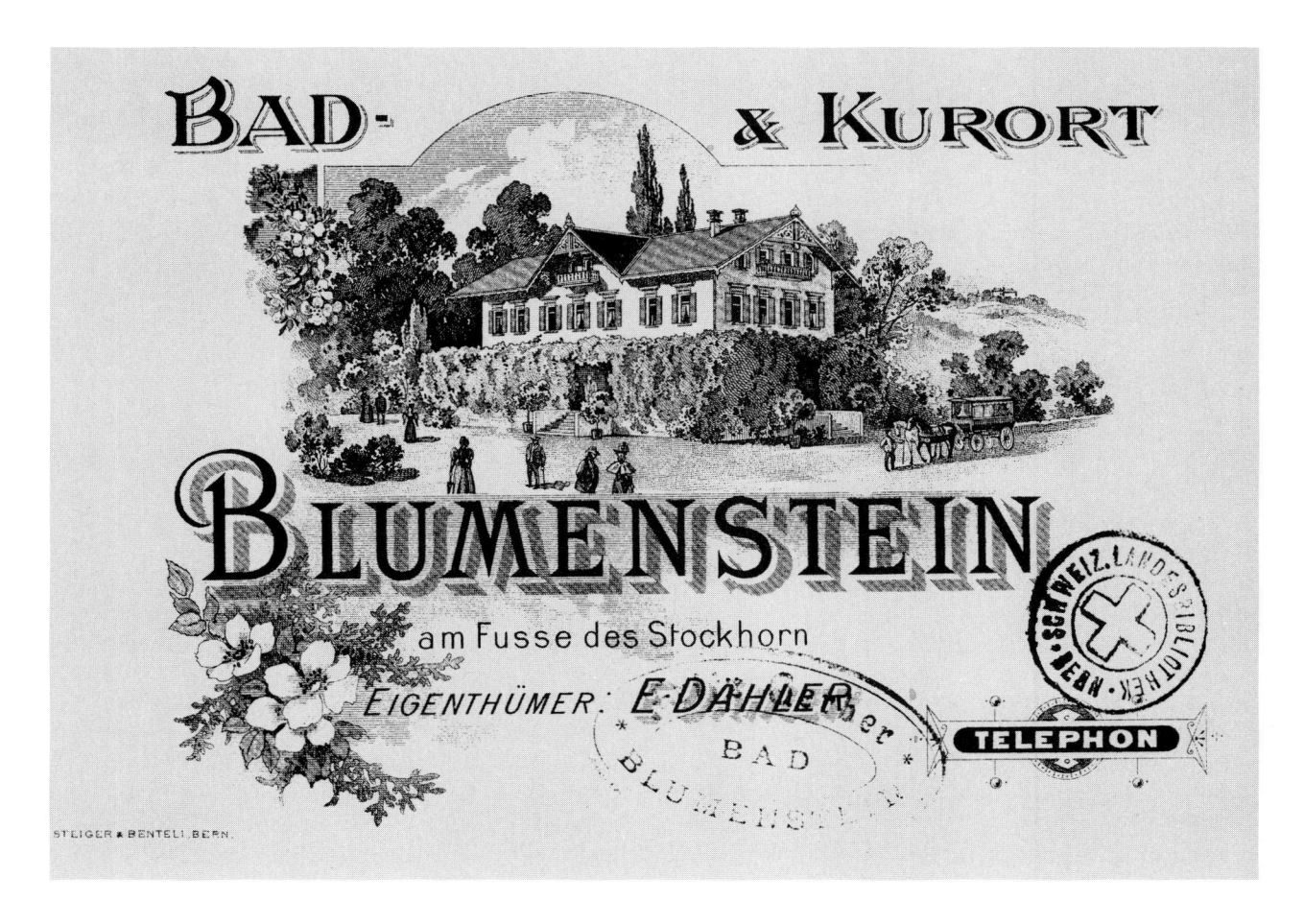

am Fusse des Stockhorn

Eigenthümer: E. Dähler

genden Douchen, Apparaten zu Klistieren, Sitzbädern, Dampfbad, Trinkhalle. 2 Quellen: Die Balmquelle riecht und schmeckt stark nach Schwefelwasserstoff, das Wasser der Badquelle hat fast keinen Geruch und Geschmack. Geeignet bei: Chronischem Magenkatarrh, Darmkatarrh, Anschoppungen im Unterleib, Leiden der Harnorgane, Schleimfluss der Gebärmutter, Affektionen der Schleimhaut des Rachens, bei chronischen Kehlkopfleiden, Bronchialkatarrh, Neurosen, chronischen Hautleiden, Scrofelkrankheit, Knochenkrankheiten. Rheumatismus und Gicht, Metallvergiftungen. (Heute modern ausgebautes Kurzentrum, siehe weiter hinten.)

Limpachbad, Gemeinde Thierachern.
Brannte etwa 1840 ab. Die Quellen rochen und schmeckten stark nach Schwefelwasserstoffgas. Empfohlen bei rheumatischen und gichtischen Leiden und Folgen nervöser Überreizung, Hysterie.

Lochbachbad, Gemeinde Burgdorf.
Schon 1680 erwähnt. Empfangs-, Gast- und Wohnzimmer für die Gäste, Badegebäude mit 14 Zimmern mit je 2 Wannen, Doucheapparaten. Wasser von ins weisslich-bläulich spielender Farbe, schwach hepatischem, bald aber sich verlierendem Geschmack. Badehemden wurden nach kurzer Zeit gelblich. Hatte den Ruf eines heilsamen Gliederbades und wurde empfohlen bei chronischen Katarrhen, namentlich der Urinwerkzeuge, hartnäckigen Schleimflüssen, chronischen Durchfällen, geringen Graden von Anämie und Bleichsucht, erhöhter Reizbarkeit des Nervensystems, hysterischen Beschwerden und chronischen Rheumatismen.

Löchlibad, Gemeinde Wasen.
3 Zellen mit je 2 Wannen. Wasser klar, geruchlos, von etwas herbem Geschmack. Gegen Hautkrankheiten, nässende Geschwüre, Rheumatismus.

Moosbad, Gemeinde Lauperswil.
6 Zimmer, 2 Badezimmer mit je 3 Wannen. Wasser klar, farb-, geruch- und geschmacklos, trübte sich beim Sieden nicht. 2 Quellen sollen Eisen enthalten. Empfohlen bei allgemeiner Schwäche, Rheumatismus, Muskelsteifigkeit, Lähmungszuständen, nässenden Hautausschlägen.

Neuhausbad, Gemeinde Bolligen.
Seit 1705 bekannt. 5 Wohn- und 6 Badezimmer mit je 2 Wannen. Klares, geruch- und geschmackloses Wasser, perlte etwas. Gegen Fussgeschwüre, Hautausschläge, allgemeine Schwäche und Rheumatismus verwendet. Getrunken soll es den Stuhl fördern und gegen Hämorrhoidalzustände gute Dienste leisten.

Oberburg- oder Fonsbad, Gemeinde Oberburg.
1680 erstmals erwähnt. Sehr solides Wohnhaus mit 8 Badzellen und je 3 Wannen. Wasser geruch- und geschmacklos, kleine, gelbe Teilchen schwimmen darin. Empfohlen bei Schwäche, Magenkatarrh und dergleichen.

Roggengrat Bad, Gemeinde Eriswil.
Älteres Bauernhaus mit 2 Badzellen zu je 3 Wannen. Wasser, klar, geruchlos, Geschmack kaum abweichend von demjenigen gewöhnlichen Quellwassers. Nach wenigen Bädern entfernte es die Farbe von den Händen der Blaufärber und Gerber. Gegen Rheumatismus, rheumatische Lähmungen und Hautausschläge.

Rohrimoosbad, Gemeinde Oberdiessbach.
3 Zellen mit 3 und 5 Wannen. Wasser klar, ohne Geruch, von merkbar zusammenziehendem Geschmack, färbte die Badehemden nach einer Saison stark gelb, die Stühle schwärzlich. (Heute bekannter Gastwirtschaftsbetrieb.)

Ronachbad, Gemeinde Signau.
Vom ländlichen Wohngebäude 225 Schritte entferntes Badegebäude mit 2 Badzellen und je 2 Wannen. Wasser klar und geruchlos. Färbte Steine und Erde ziegelrot. Gegen allgemeine Schwäche, Rheumatismen und Hautausschläge.

Rüttihubelbad, Gemeinde Walkringen.
Grösseres Wohnhaus mit 45 Wohnzimmern, ei-

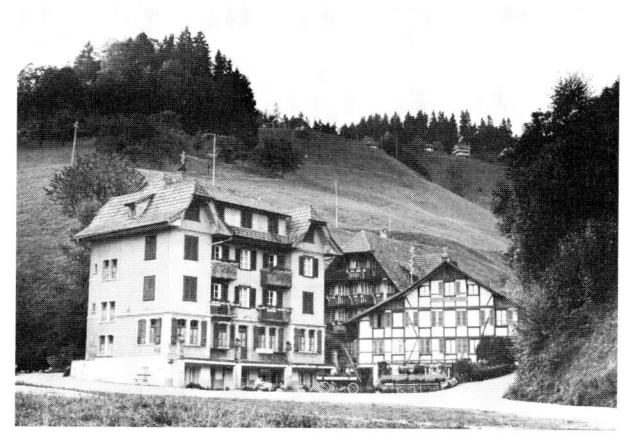

Das Moosbad im Emmental: Das Quellwaser fliesst noch...
...doch der Kurbetrieb ist eingestellt, die Läden sind geschlossen.

nem Badegebäude mit 10 Badezimmern und je 2 Wannen und einem Douchenzimmer. Empfohlen bei Bleichsucht, Neurosen, Schwäche des Magens und Untätigkeit des Darmkanals, bei chronischen Katarrhen und Schleimflüssen, bei chronischem Rheumatismus, bei beginnenden Lähmungen, bei atonischen Fussgeschwüren, chronischen Hautausschlägen und bei Scrofulose. Die Badkutsche fuhr jeden Dienstag und

Rütihubel-Bad

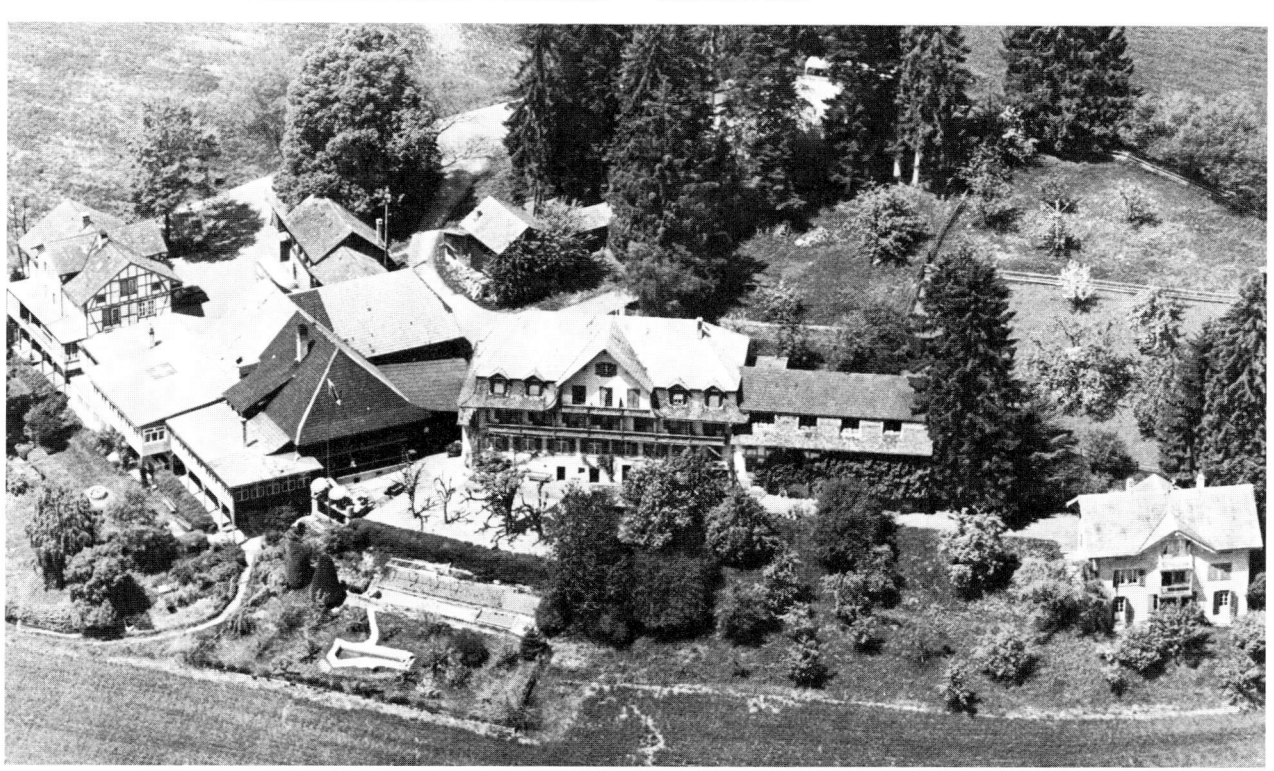

Samstag um 4 Uhr nachmittags vom Gasthof Schlüssel in Bern Richtung Rüttihubelbad weg. Möglichkeit für Molkenkuren. (Heute gute und bekannte »Frässbeiz«).

Schlegwegbad, Gemeinde Kurzenberg.
Angeblich seit 1540 bekannt. Badegebäude aus dem Jahr 1856 mit 8 Wohnzimmern und 8 Badezellen mit je 2–4 Wannen. Wasser klar und farblos. Neue Badehemden wurden schon nach 3–4 Tagen gelb und die Gewebe waren nach einem Jahr mürbe. Gegen chronischen Rheumatismus, chronische Hautkrankheiten, Fussgeschwüre etc.

Schnittweiherbad, Gemeinde Steffisburg.
1717 erwähnt. 10 Badezimmer mit 2–3 Wannen und einer Doucheeinrichtung. Vornehmlich zum Baden verwendet, gegen Rheumatismus, Nervenleiden, Zittern der Glieder, allgemeine Schwäche und Beförderung zur Vernarbung von Wunden. Milchkuren mit Ziegenmilch.

Schultheissenbad, Gemeinde Huttwil.
Mehrere Wohn- und 4 Badezimmer mit 8 Wannen. Wasser klar, farblos, geruchlos, von merkbar adstringierendem Geschmack. Gegen Magenkatarrh, Wurmkrankheit, chronischen Rheumatismus, Lähmungen, Scrofulose, Rachitis, chronische Hautausschläge und Fussgeschwüre, bei Steinkrankheit.

Schwändlenbad, Gemeinde Konolfingen.
Tanzboden, Douchenzimmer und 8 Badezimmer mit 17 Wannen. Quellen farblos, geruch- und geschmacklos und perlen etwas. Gegen Schwäche, erhöhte Erregbarkeit des Nervensystems, Zittern und Krämpfe der unteren Extremitäten. Molken- und Ziegenmilchkuren. Der Badwirt sorgte für stete Kommunikation mit den benachbarten grösseren Ortschaften und holte die Gäste auf Verlangen auf der benachbarten Station Konolfingen ab.

Schwandenbad, Gemeinde Steffisburg.
6 Badzimmer mit je 2 Wannen. Empfohlen gegen Rheumatismus und Hautausschläge.

Schwefelbergbad, Gemeinde Guggisberg.
Fachwerkgebäude für 40–50 Personen. Das Baden spielte eine untergeordnete Rolle, doch war für Douchen gesorgt. Wasser hell, durchsichtig, nach Schwefelwasserstoff riechend. Man sollte »nur so viel Wasser trinken, dass täglich einige breiige Stühle erfolgen«. Gegen chronische Leiden der Unterleibsorgane, namentlich auch Atonie der Darmschleimhaut. Viele Bewohner der benachbarten Berggegenden tranken oft erstaunliche Mengen Wasser und genossen dabei auch Molken und Zieger, um die »ausleerende Wirkung zu unterstützten und zu befördern, welche Parforcekur bei diesen eisernen Naturen nicht selten zur Bezwingung von Krankheiten« beitrug. (Heute modern eingerichteter Kurbetrieb, siehe weiter hinten.)

Wildeneybad, Gemeinde Wyl, im Amt Konolfingen.
Ländliches Gebäude mit 4 dunklen Badezellen mit 2–3 Wannen. Geruch- und geschmacklos. Gegen Muskelsteifigkeit, Rheumatismus, allgemeine Schwäche, Hautkrankheiten.

Zäziwil
Geräumiges Gasthaus. Empfohlen bei Rheumatismus und Hautkrankheiten.

Schlegwegbad

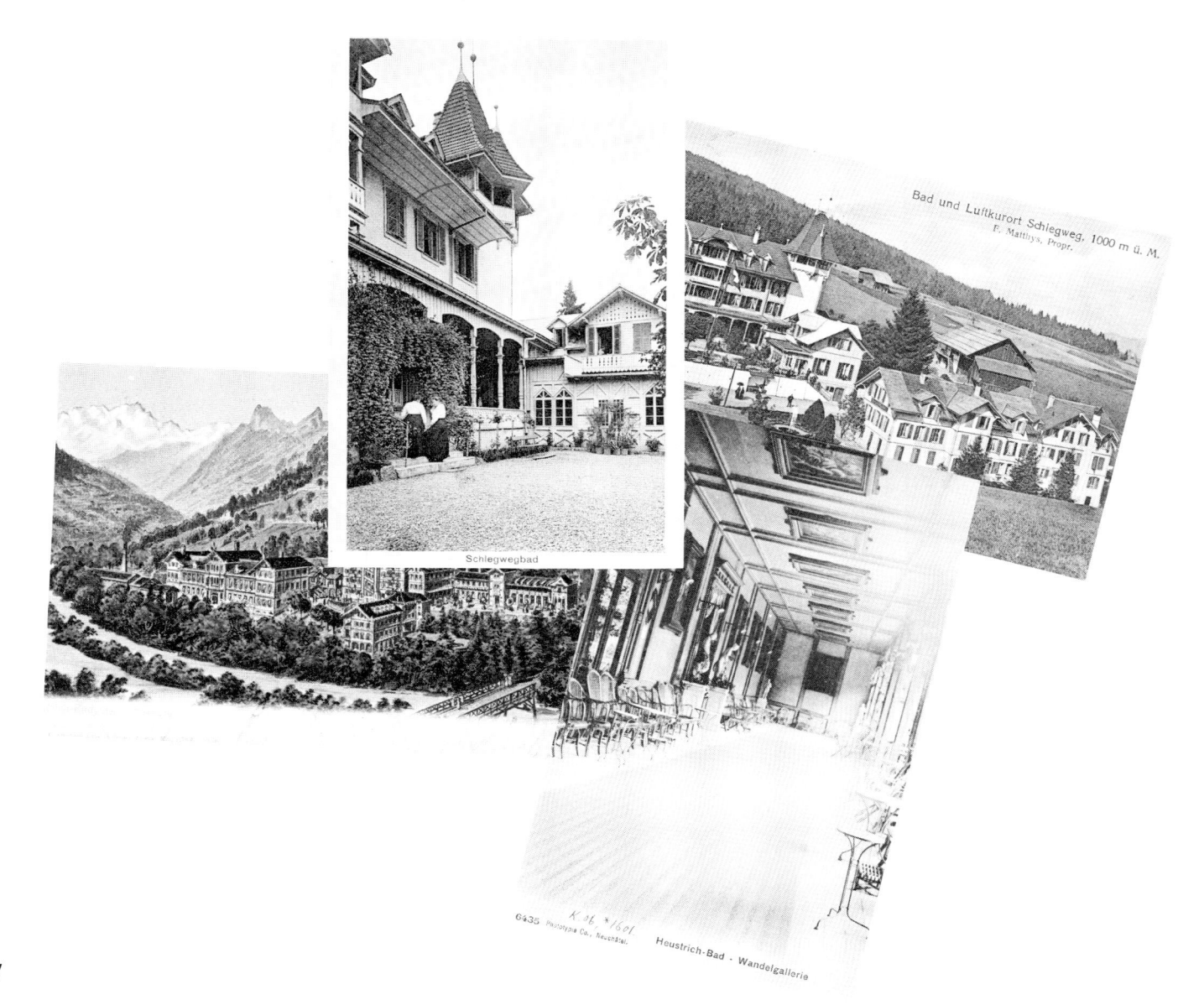

Bad und Luftkurort Schlegweg, 1000 m ü. M.
F. Matthys, Propr.

Heustrich-Bad · Wandelgallerie

Die meisten dieser Bäder gelangten wohl nie zu Weltberühmtheit. Mit der Aufzählung ist dem Stande Bern als Bäderkanton noch lange nicht Genüge getan. Auch folgende Quellen oder Badeetablissements vermochten zeitweise ungezählte Völkerscharen zu mobilisieren:

Aarziehlebad in Bern
Badweidli bei Gstaad
Bellerive (heute Kanton Jura)
Biberenbad
Blumenstein
Brunnenthal bei Messen
Brüttelen
Büderichbad im Berner Jura
Bühlbad im Kandertal
Burgbad im Leimental
Butnigen im Schwarzenburgerland
Dettligen
Ey- oder *Oybad* im Simmental
Frutigen
Glütschbad im Stockental
Grünenbad bei Sumiswald
Güngerichbad bei Schwarzenegg
Heustrich
Küblisbad oder *Sundlauenenbad*
Lämmlibad oberhalb Leissigen
Längeneibad im Gurnigelgebiet
Leissigen
Lengnau
Lehmerenquelle im Simmental
Löchlibad bei Walkringen
Moosbad bei Büren
Mühlenenbad
Oberwyl bei Büren
Ottenleuebad
Reichenbach im Frutigtal
Reuchenette im Berner Jura
Riedbad im Hornbachgraben
Riggisberg
Rinderwaldbad ob Frutigen
Im Rohr bei Biglen
Rosenlauibad
Rothbad ob Diemtigen
Rutzwil bei Kirchberg
St. Immertal Bad
Schillingsbad bei Burglauenen
Schwandenbad bei Schüpfen
Seeholzbad bei Äschi
Sommerhausen bei Burgdorf
Tannenthalbad bei Biglen
Thalgut an der Aare
Trommbad ob Gstaad
Trubersbrunnen bei Herzogenbuchsee
Trümmlenbad bei Seedorf
Turbachbad ob Gstaad
Unterholzbad bei Wangen
Weissenburg Bad im Simmental
Wiedlisbach
Willigenbad im Haslital
Worben im Seeland
Wuhrbad bei Langenthal
Zweisimmen

91 Bäder des Kantons Bern sind hier insgesamt aufgeführt (nach der Quelle von F. W. Gohl um 1860). Im letzten Jahrhundert waren sie fast alle noch in Betrieb.

…UND HEUTE
WO MAN SICH HEUTE NOCH «GESUNDBADEN» KANN

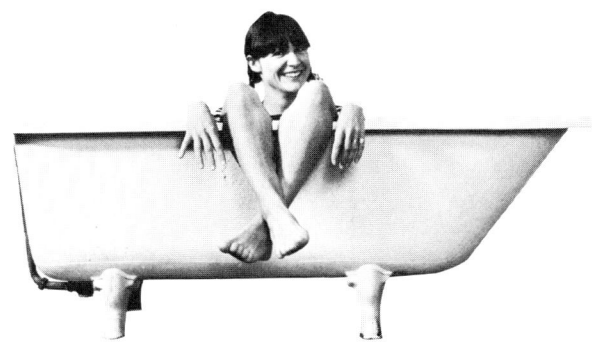

Nur noch zwei bernische Heilbäder »aus der guten alten Zeit« erfüllen 1982 die Minimalanforderungen des Verbandes Schweizer Badekurorte und der Indikationenkommission der Schweizerischen Gesellschaft für Balneologie und Bioklimatologie: Das Kurzentrum Lenk i.S. und das Schwefelberg-Bad.

Heilanzeigen Schwefelbergbad

Allgemeine Indikationen
Rekonvaleszenz und Rehabilitation nach Krankheiten und Unfällen. Vegetative Regulationsstörungen. »Managerkrankheiten«.
Für diese allgemeinen Gesundheitsstörungen sind alle Heilbäder geeignet. Die Wahl des Kurortes ist entsprechend der Konstitution und dem Alter zu treffen, auch unter Berücksichtigung der klimatischen Faktoren (Reiz- und Schonklima).

Erkrankungen des Stütz- und Bewegungsapparates

Rheumatischer Formenkreis: Arthrosen, Ostechondrosen/Spondylosen, »Bandscheibenschäden«, Arthritis im chronischen Stadium, Spondylarthritis ankylopoetica (Bechterew-Pierre, Marie-Strümpell) Weichteilrheumatismus.
Mechanische Schädigungen: Bewegungsstörungen nach Unfällen, Sudecksche Dystrophie. Nachbehandlung nach orthopädischen und neurochirurgischen Operationen (z.B. Diskushernie).

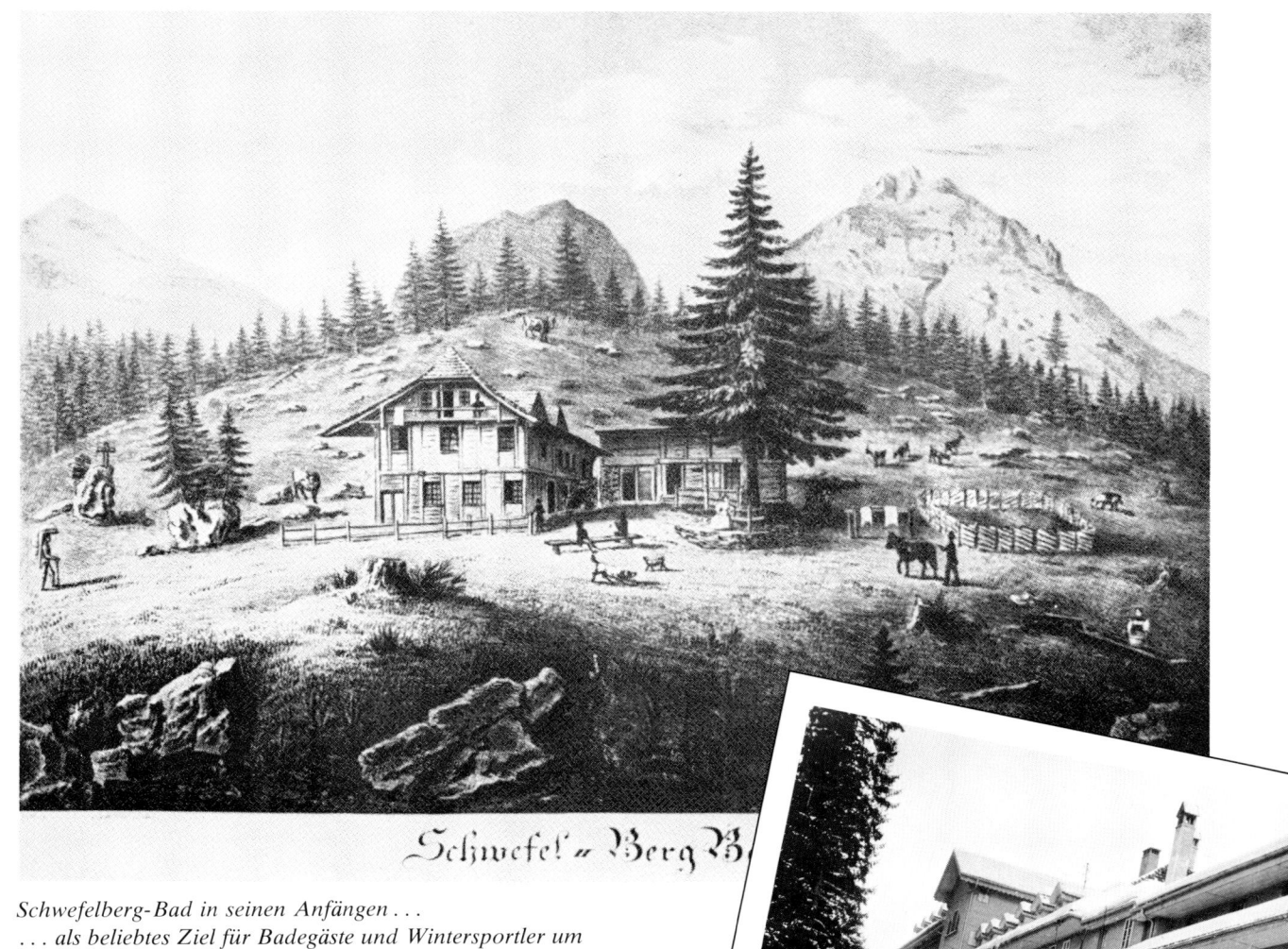

Schwefelberg-Bad in seinen Anfängen...
...als beliebtes Ziel für Badegäste und Wintersportler um 1930...
...und heute

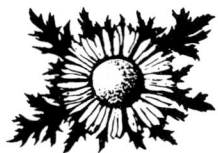

hotel kurhaus schwefelbergbad

Stoffwechselbedingte Störungen: chronische Restzustände der Gicht, Osteoporosen.

Neurologische Erkrankungen: Restlähmungen des zentralen und peripheren Nervensystems, Neuropathien verschiedener Genesen (»Nervenentzündungen«).

Hautkrankheiten
Chronische, entzündliche, allergische und hyperkeratotische (stark schuppende) Formen (vgl. auch Kapitel »Schwefelberg-Bad«. Informationen: 031 801811).

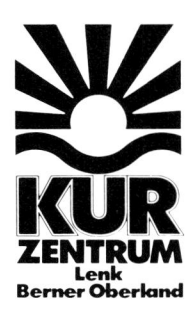

KUR ZENTRUM Lenk Berner Oberland

Ein imposantes und weitherum bekanntes Kurbad: Lenk i.S. damals...

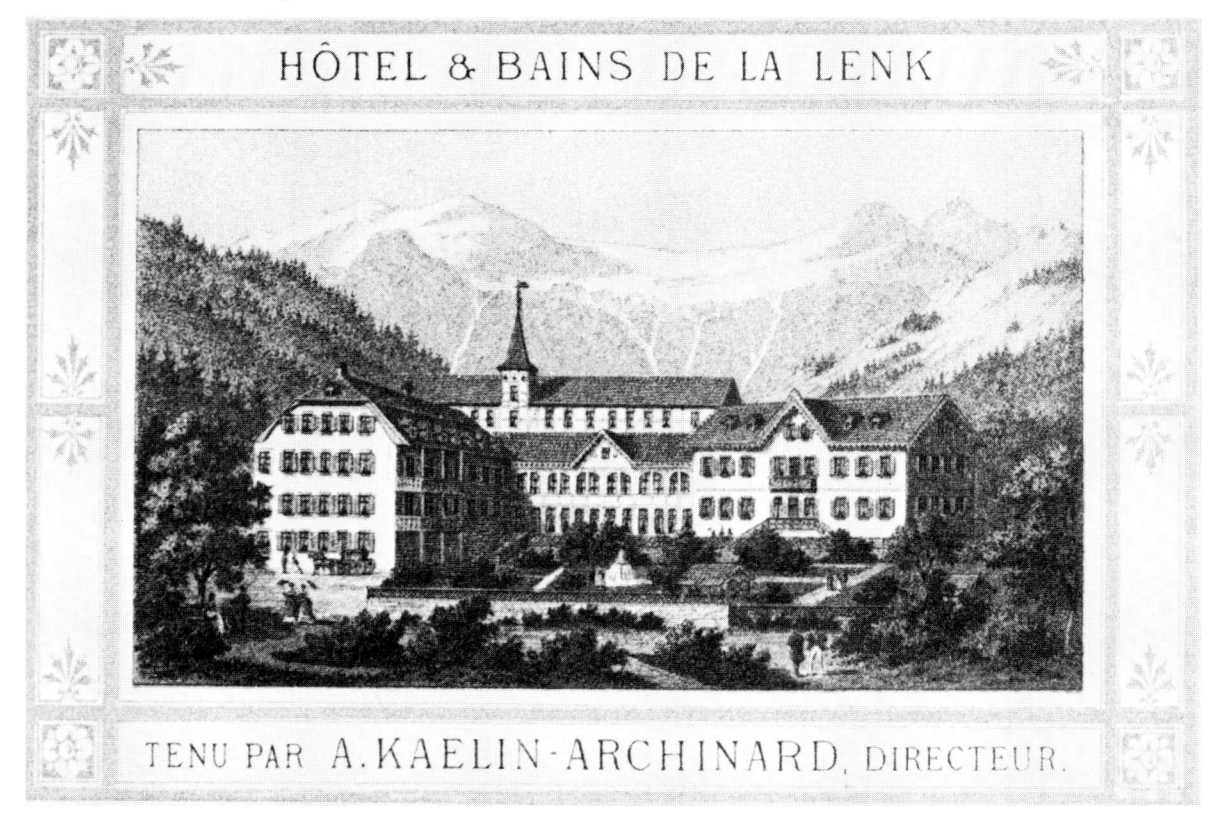

HÔTEL & BAINS DE LA LENK

TENU PAR A. KAELIN-ARCHINARD, DIRECTEUR.

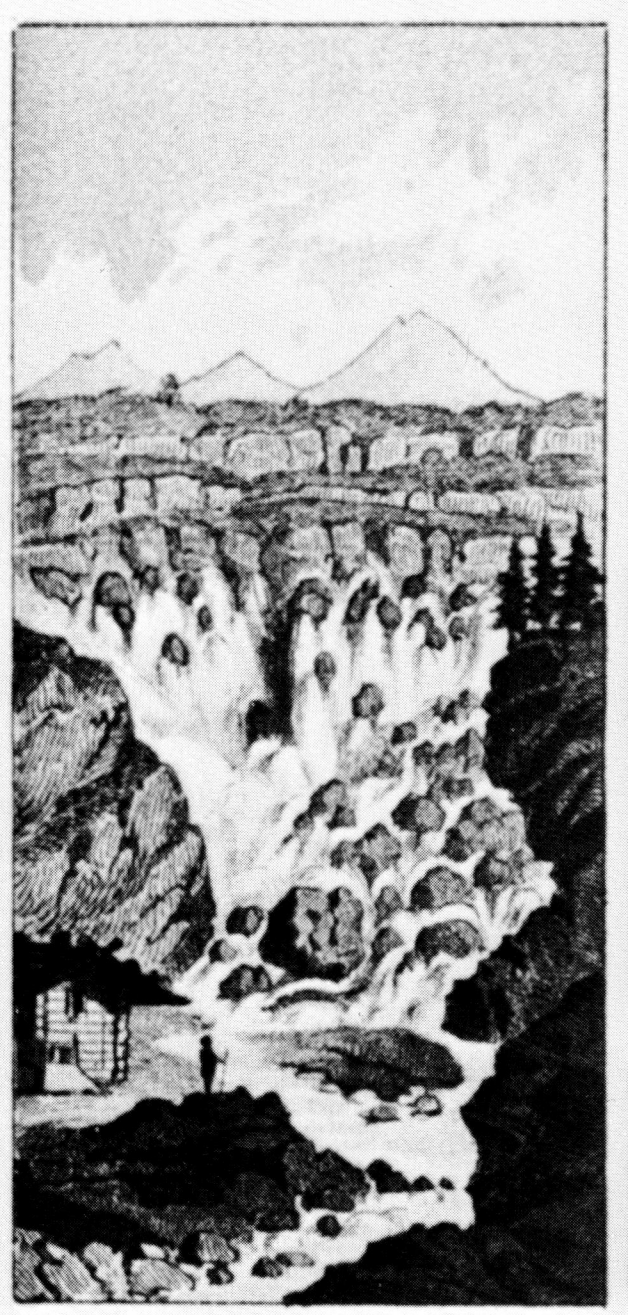

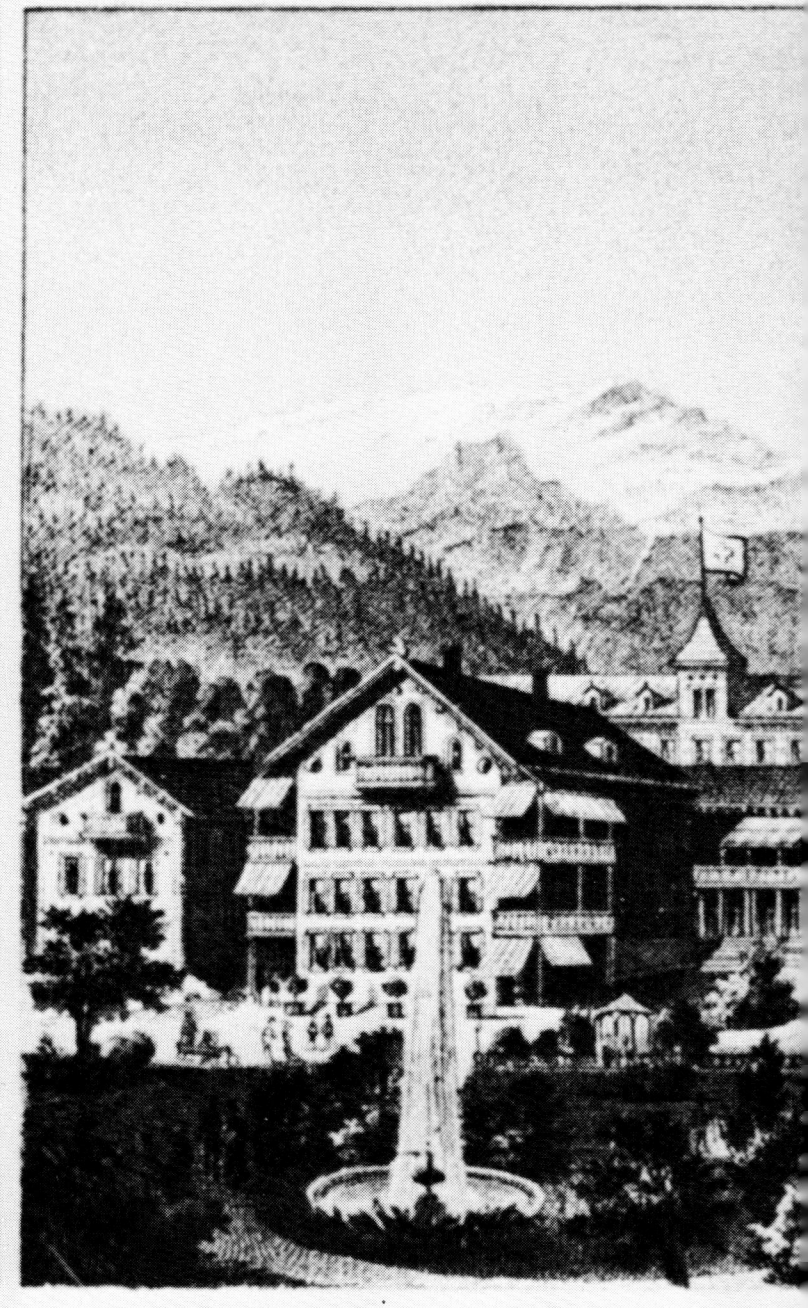

SIMMENQUELLE. KURANST

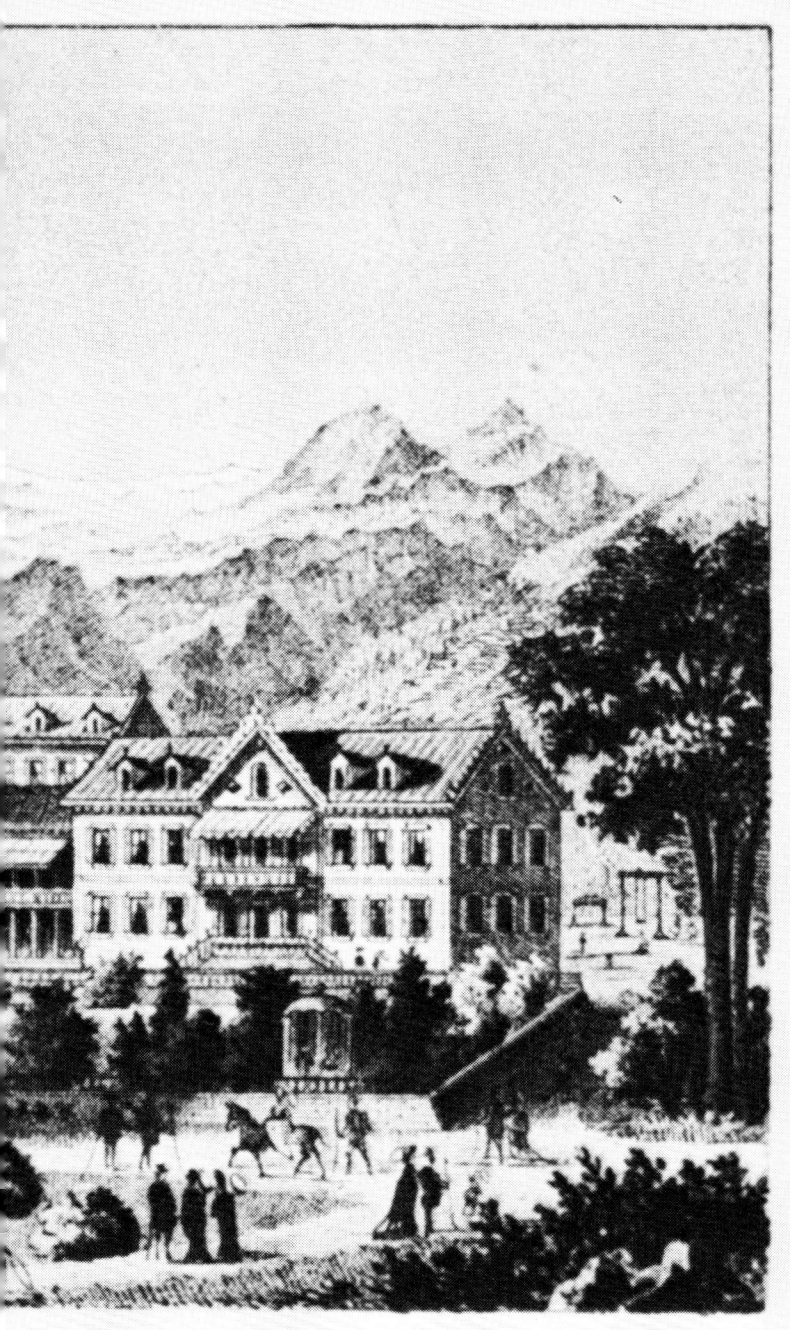

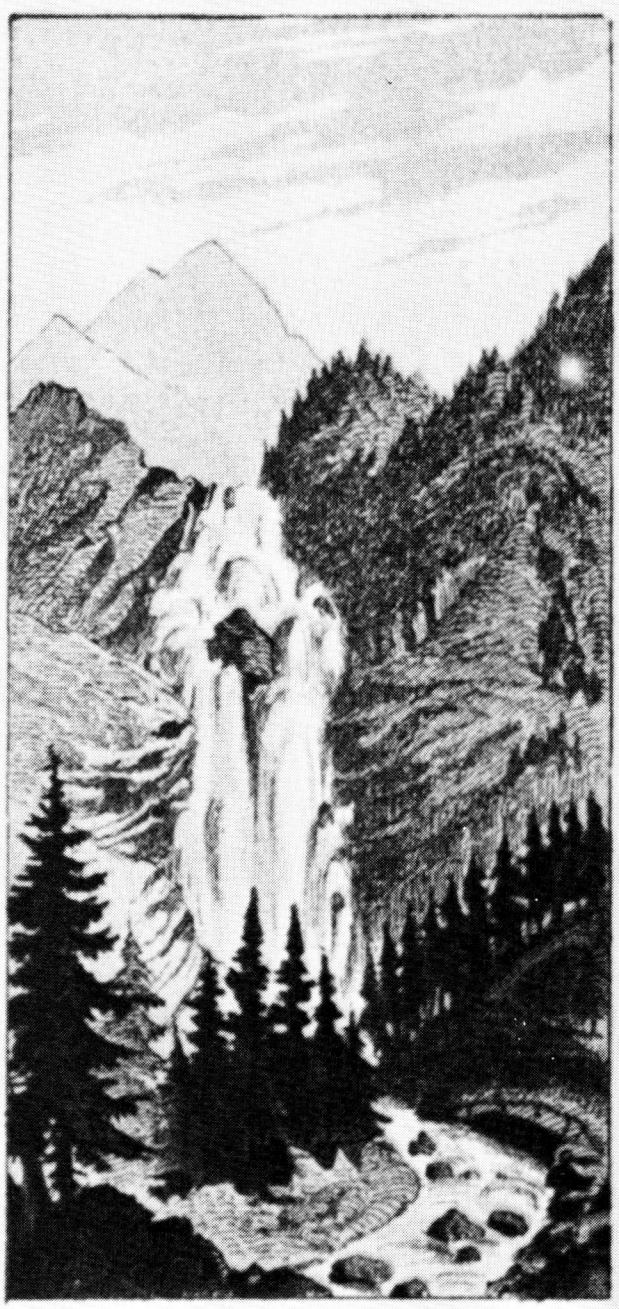

LENK   JFFIGENFALL.

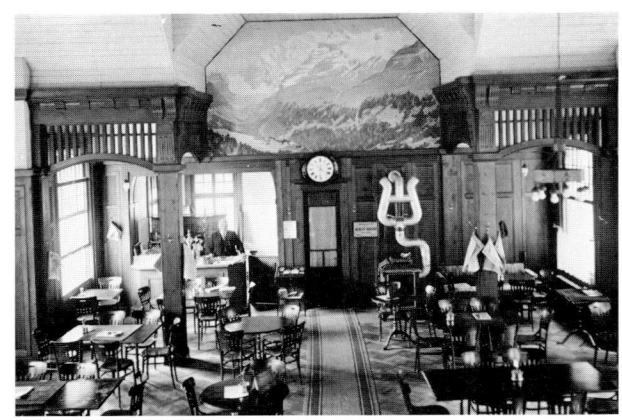

Alte Lenker Kurbad-Taverne um 1930...

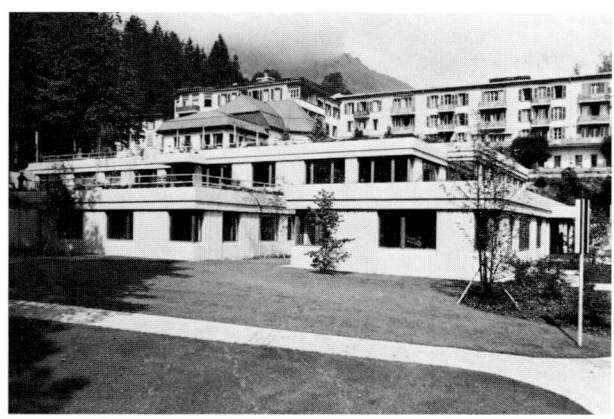

... und heute: Ein allerhöchsten Ansprüchen genügendes modernes Kurzentrum.

Heilanzeigen Lenk i.S.

Allgemeine Indikationen
Rekonvaleszenz und Rehabilitation nach Krankheiten und Unfällen. Vegetative Regulationsstörungen. »Managerkrankheiten«.
Für diese allgemeinen Gesundheitsstörungen sind alle Heilbäder geeignet. Die Wahl des Kurortes ist entsprechend der Konstitution und dem Alter zu treffen, auch unter Berücksichtigung der klimatischen Faktoren (Reiz- und Schonklima).
Erkrankungen des Stütz- und Bewegungsapparates
Rheumatischer Formenkreis: Arthrosen, Ostechondrosen/Spondylosen, »Bandscheibenschäden«, Arthritis im chronischen Stadium, Spondylarthritis ankylopoetica (Bechterew-Pierre, Marie-Strümpell) Weichteilrheumatismus.
Mechanische Schädigungen: Bewegungsstörungen nach Unfällen, Sudecksche Dystrophie. Nachbehandlung nach orthopädischen und neurochirurgischen Operationen (z.B. Diskushernie).
Stoffwechselbedingte Störungen: chronische Restzustände der Gicht, Osteoporosen.
Neurologische Erkrankungen: Restlähmungen des zentralen und peripheren Nervensystems, Neuropathien verschiedener Genesen (»Nervenentzündungen«).

Erkrankungen der Atemorgane
Subakute und chronische Erkrankungen der oberen Luftwege, der Ohrtrompete sowie der anderen Luftwege bzw. der Bronchien.

Hautkrankheiten
Chronische entzündliche, allergische und hyperkeratotische (stark schuppende) Formen.

Zahnfleischerkrankungen (Paradentose)

Lenk ist seit Beginn des 19. Jahrhunderts dank seinen starken Schwefelquellen, seiner land-

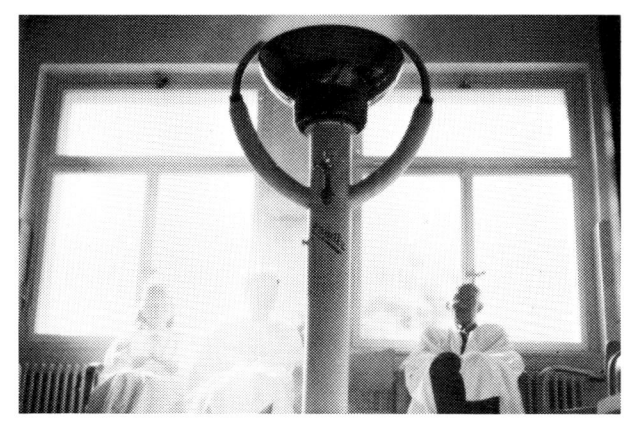

Inhalationsraum im Kurbad Lenk damals (im Jahre 1941)...

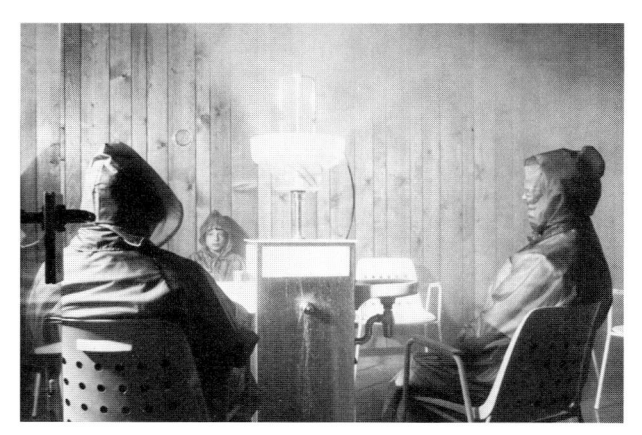

... und heute (1982).

schaftlich schönen Lage auf 1105 m ü.M. und des milden Klimas (Reizstufe 1) ein bekannter und beliebter Kurort. Das moderne, 1977 erbaute Kurzentrum ist nach den neuesten Erkenntnissen der Balneologie und Physiotherapie ausgestattet. Die Therapie und Behandlungsarten mit medizinischer Betreuung sind vielfältig. Einige Stichworte: Mineralhallenbad (mit einer Temperatur von 34° C), Wannenbäder, Unterwasserstrahlmassagen, Vichy-Dusche, Kryotherapie, Aerosoltherapie/Inhalationen, Physiotherapien, Elektrotherapien, Solarien, Wassergymnastik, Heilgymnastik, Atemgymnastik, Kurturnen (Anti-Stress-Programm) und Gewichtsreduktionen. Das Kurzentrum befindet sich mitten im bekannten Ferienort Lenk und bietet deshalb alle damit verbundenen Annehmlichkeiten: Gute, komfortable Hotels, Chalet-Wohnungen, Winter- und Sommersportmöglichkeiten, öffentliche Transportmöglichkeiten und ein schönes Wanderwegnetz. (Informationen: Verkehrsbüro Lenk 030 3 10 19, Kurzentrum: 030 3 25 21).

In einigen »Bedli« stehen die Wannen immer noch da und das Wasser fliesst noch. Die alten Einrichtungen sind noch vorhanden, aber man muss den Wirt erst einmal überzeugen können, dass er noch ein Bad zubereitet: im Blumenstein-Bad, im Rohrimoos-Bad und im Rütihubel-Bad. Der Gastwirt des Kemmeribodenbades dagegen hat die Badezimmer neu hergerichtet und bietet seinen Gästen Badegelegenheiten in seinem wohltuenden Wasser in Kabäuschen mit einer oder zwei Badewannen an.

Auch an anderen Orten findet man erfreulicherweise wieder zurück zu den Bäder-Heilmethoden und den damit verbundenen Badefreuden der guten alten Zeit... im Glauben, dass das heilsame Wasser, das schliesslich seit Jahrhunderten sprudelt, auch heutzutage eigentlich noch immer »gegen allergattig Bräschte« gut wäre.

ANHANG
DANK

Die Verfasser danken allen, die zur Entstehung dieses Büchleins beigetragen haben, herzlich:

Dori Baur (Thun), Albert Beyeler (Belp), Herr und Frau E. Blaser (Rohrimoos-Bad), Ernst Blatter (Aetingen SO), Herr und Frau Chr. Eicher (Brenzikofen), Peter Engeloch (Riggisberg), Heiner Invernizzi (Kemmeriboden-Bad), Herr und Frau W. Kauer (Ostermundigen), Edgar Kuhn, Grafische Sammlung der Landesbibliothek (Bern), Ernst Mathys (Rüti), Herr und Frau H. Meier (Schwefelberg-Bad), Heinz Nafzger (Gurnigel-Bad), Familie Chr. Oberli (Bumbach), Ernst Schüpbach (Mühlethurnen), Herr und Frau P. Schüpbach (Rüttihubel-Bad), Herr und Frau M. Schwendimann (Wattenwil), H. U. Suter (Ostermundigen), Herr und Frau A. Valsangiacomo (Wattenwil), Walter Weber (Thurnen) und viele andere.

QUELLEN

Adrian J. Lüthi: »Die Mineralbäder des Kantons Bern«, Diss. Burgdorf 1957.
F. W. Gohl: »Die Heilquellen und Badeanstalten des Kantons Bern«, Bern 1882.
»Der Hinkende Bot«, Bern 1980.
Gottfried von Graffenried: »Wahrhafte Beschreibung des Gurnigel-Baads«, 1742.
Waldemar Kunz: »Als Dolmetscher bei russischen Internierten«, Bern 1946.
Konrad Meyer-Ahrens, diverse Publikationen (Zürich um 1860).